人民健康·名家科普丛书

产科常见疾病
防与治

总主编 王 俊 王建六

主 编 王建六

副主编 刘国莉

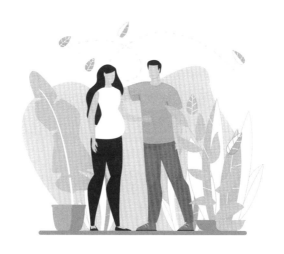

科学技术文献出版社
SCIENTIFIC AND TECHNICAL DOCUMENTATION PRESS
·北京·

图书在版编目（CIP）数据

产科常见疾病防与治 / 王建六主编. — 北京：科学技术文献出版社，
2024.6
（人民健康·名家科普丛书 / 王俊，王建六总主编）
ISBN 978-7-5235-0511-3

Ⅰ.①产…　Ⅱ.①王…　Ⅲ.①产科病—常见病—防治　Ⅳ.①R714

中国国家版本馆 CIP 数据核字 (2023) 第 139979 号

产科常见疾病防与治

策划编辑：孔荣华 王黛君 责任编辑：吕海茹 责任校对：张吲哚 责任出版：张志平

出　版　者　科学技术文献出版社
地　　　址　北京市复兴路15号　邮编　100038
编　务　部　（010）58882938，58882087（传真）
发　行　部　（010）58882905，58882868（传真）
邮　购　部　（010）58882873
官 方 网 址　www.stdp.com.cn
发　行　者　科学技术文献出版社发行　全国各地新华书店经销
印　刷　者　北京地大彩印有限公司
版　　　次　2024年6月第1版　2024年6月第1次印刷
开　　　本　880×1230　1/32
字　　　数　79千
印　　　张　4.25
书　　　号　ISBN 978-7-5235-0511-3
定　　　价　39.80元

编　委　会

丛书序

　　"健康所系，性命相托"，铮铮誓言诠释着医者的责任与担当。北京大学人民医院，这座百年医学殿堂，秉承"仁恕博爱，聪明精微，廉洁醇良"的百年院训，赓续"人民医院为人民"的使命，敬佑生命，守护健康。

　　人民健康是社会文明进步的基础，是民族昌盛和国家富强的重要标志，也是广大人民群众的共同追求。党中央把保障人民健康放在优先发展的战略位置，注重传播健康文明生活方式，建立健全健康教育体系，提升全民健康素养。北京大学人民医院勇担"国家队"使命，以守护人民健康为己任，以患者需求为导向，充分发挥优质医疗资源的优势，实现了全员时时、处处健康宣教，以病友会、义诊、讲座多渠道送健康；进社区、进乡村、进企业、进学校、上高原，足迹遍布医联体单位、合作院区，发挥了"国家队"引领作用；打造健康科普全媒体传播平台，将高品质健康科普知识传递到千家万户，推进提升了国民健康素养。

　　在建院 105 周年之际，北京大学人民医院与科学技术文献出版社合作，25 个重点学科、200 余名资深专家通力打造医学科普丛书"人民健康·名家科普"。丛书以大数据筛查百姓常见健康问题为基准，结合北京大学人民医院优势学科及医疗特色，传递科学、精准、高水平医学科普知识，提高公众健康素养和健康文化水平。北京大学人民医院通过"互联网＋健康科普"形式，构建"北大人民"健康科普资源库和健康科普专家库，为实现全方位、全周期保障人民健康奠定并夯实基础；为实现"两个一百年"奋斗目标、实现中华民族伟大复兴贡献"人民"力量！

王俊　王建六

随着社会的发展和医学的进步，孕产期健康教育的新理念和关注点也在发生变化，加之广大服务对象对健康的认识和相关知识需求不断增加，进行科学规范的健康教育普及已迫在眉睫。只有做到了优生优育，才能最大程度地保障母婴安康，进而从生命的源头提高出生人口的素质、助力健康中国行动纲要的实施。

本书搜集日常诊疗工作中常见的问题，按照孕前、孕中、分娩后的逻辑进行分类和归纳：强调孕前的健康咨询，建议合并慢性疾病（如高血压、糖尿病、免疫系统疾病、血液疾病或甲状腺疾病）的育龄女性务必进行孕前咨询，力争在病情稳定的最佳状态下怀孕；重申孕期保健的重要性，结合孕期保健的要点和常见的并发症（如妊娠期高血压疾病、妊娠期糖尿病、早产、贫血等）进行了通俗易懂的讲解；呼吁产后对产妇的心理问题和母乳喂养的关注，以期唤起大家对这方面的重视并及时进行诊治。

希望每一位准妈妈在阅读本书后，能以一颗平常心做好孕育新生命的准备工作，以乐观积极的心态去完成每次的规范产检并勇敢地面对各种新状况，信心满满地度过分娩期，笑容洋溢地迎接新生命的到来。母子安康，是每一个家庭的心愿，也是医护人员的最大心愿。在孕育新生命的路上，让我们携手努力、信任互助！

王建六

目 录

● ● ●

第三章
孕期疾病知识 ……………………………… **27**

● ● ●

第四章

产后身体康复 ································ **51**

● ● ● ●

第五章

● ● ●

第六章
新生儿照护 **91**

● ● ●

第七章

参考文献 ··· **116**

▶ ▶ ▶ 第一章

孕前准备

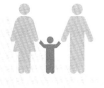

Q: 孕前需要做哪些准备?

一个新的生命周期是从胚胎开始的，因此在胚胎开始形成之前我们就要营造一个优良的孕育环境，做好以下几点。

（1）科学选择受孕时机；

（2）谨慎使用药物；

（3）孕前病毒筛查；

（4）远离放射源、有毒及有害物质；

（5）保持正常体重；

（6）合理膳食、均衡营养；

（7）停止吸烟和饮酒；

（8）坚持科学且适当的运动。

怀孕前周全的考虑会给妊娠带来一个好的开端，孕前夫妻双方应该对妊娠制订一个计划。保持健康和合理营养，避免一切有害因素，才能在一个新生命开始形成之前营造一个优良的孕育环境。

Q: 孕前是否需要进行医学检查?

随着社会的进步和人们意识的提高，优生优育日益受到重视。怎样才能做到优生优育呢? 优生优育应从孕前做起。

我国强制性婚检取消后，婚检率大幅下降，影响母婴健康的疾病呈多发趋势。因此，在孕前了解是否存在影响生育及后代健康的疾病，显得格外重要。

夫妻双方在孕前一定要进行医学检查，了解夫妻有无不宜受孕的疾病，了解双方的心、肝、肾功能，有无生殖器官疾病，建议一些急慢性传染病、性病及内外科合并症患者到相关科室对疾病进展程度进行评估，评判是否适合生育。

Q: 哪些人需要做孕前遗传咨询？

有家族聚集性疾病、家族遗传病、曾生育过畸形儿等准备怀孕的夫妇建议进行遗传咨询。避免家族遗传性疾病（如血友病和囊性纤维变性）及近亲婚配，如果备孕的夫妻中一方或双方近亲中有遗传性疾病患者，就有可能传给后代。

有家族性遗传病风险的人群在打算怀孕前应先去咨询医生，评估后代患病的危险性有多高。

近亲婚配可使隐性致病基因相遇的机会明显增加，隐性遗传病的发病率也随之增加。近亲婚配时，由于配偶双方来自同一个家族，可能都带有同一个致病基因。因此，当他们婚配时，子女发生遗传性疾病的概率就可能大大提高。

Q: 哪些职业可能对怀孕有危害？

1. 暴露于高强度电磁辐射的职业

一些特殊职业，如变电站、电焊、冶金等作业人员暴露于高强度电磁场环境，对生育不利。近年来，随着电脑的普遍使用，低频电磁场和极低频电磁场的暴露对人类生殖的影响越来越引起高度关注。低频电磁场和高强度电磁场环境可以改变男性或女性内分泌系统的分泌能力，降低生育能力。孕妇长期暴露于低频电磁场和极低频电磁场环境中，导致宝宝在发育阶段对母体激素水平的改变非常敏感，进而引起流产、胎儿宫内生长迟缓、低体重儿和畸形儿的发生率明显增高。此外，孕妇长期暴露于电磁场中还会增加胎儿白血病、胎儿星形胶质细胞瘤、胎儿脑部肿瘤等的发病风险。

2. 与有害化学物接触的职业

一些有害的化学物质、噪声、震动等也会对孕妇和宝宝产生不良的影响。

在震动环境中工作的孕妇，可造成子宫脱垂，增加胎儿流产或早产的风险。

在高频率噪声环境中工作的孕妇发生妊娠高血压综合征的风险增加，同时胎儿流产、早产和低体重儿的发生率也明显增加。

孕妇工作中可能接触到的毒性物质，如铅、汞、砷、苯、有机磷、三硝基甲苯、多氯联苯、食品添加剂、化妆品、汽油的排放物等，均可影响胎儿正常发育，致宝宝畸形，宝宝患儿童白血病、先天性心脏病、新生儿肺炎、哮喘等的概率也明显增加。

医护人员接触一些消毒剂、抗癌药物、放射线、病毒等，不但使孕妇受孕时间明显延长，而且使畸形儿发生率明显增加。

美发师及干洗店的工作人员，长期接触一些成分不明的有机溶剂等，都会增加胎儿的致畸率。

另外，从事农业、园艺、园林等工作的人员，长期接触某些杀虫剂等，畸形儿的发生率也明显增加。

3. 工作强度大的职业

研究显示，孕妇怀孕期间长期高强度工作、不适的工作姿势、疲劳、缺乏休息、重复工作等，均可对胎儿产生不利的影响。如孕妇孕期过度疲劳、抬举重物或工作周期过长等，可以导致低体重儿出生。若孕妇在孕早期抬举重物或弯腰活动，会明显增加自然流产的风险，孕期抬举重物、体力消耗、工作时间过长甚至会导致胎死宫内。过强的体力活动也会对孕妇自身产生不利影响，增加孕妇先兆子痫的发生风险。因此，孕妇应该注意休息、降低工作强度，经常调整姿势或走动。

Q: 有害怀孕的职业会造成哪些危害？

越来越多的女性怀孕后仍然坚持工作。作息时间不规律、不适的工作环境、不适的工作状态、职业相关紧张与压力等，是否会对孕妇和腹中的胎儿产生不利影响？答案是肯定的，以上因素均可增加自然流产、早产、低体重儿和畸形儿发生的风险，不利于生殖健康。

人类所处的环境与人类的生存、健康及优生关系极为密切。工作环境中的有毒、有害物质不仅严重损害身体健康，而且可以通过呼吸、饮食、接触等多种途径进入人类机体，损伤生殖细胞，干扰胚胎发育，增加产生畸胎和出生缺陷儿的概率。许多致畸物质或致畸因素可以直接导致基因突变和染色体变异，造成出生缺陷。

生殖健康关系到孕前乃至孕期全过程，若孕前接触一些有害物质，可能会使男性或女性生殖激素紊乱，甚至生殖能力下降。

而在怀孕期间接触一些有害物质，可使胚胎发育异常，导致早期胚胎丢失或胎儿畸形。胎儿在各个发育时期对周围环境的变化都极为敏感，此时各种有害因素都可引发胚胎的损伤，导致停育或流产。如在前胚胎期，即受精后的前 2 周，某些致畸因子可干扰胚泡植入或引起胚胎死亡。受精后第 3～9 周是胎儿器官发生期，也是对致畸作用的敏感期，易受致畸因子的干扰而发生各种类型的先天畸形，严重时，导致畸形儿死亡、流产、早产。孕妇长期在有害的环境中逗留，可以引起胎盘血管收缩，造成胎儿供血不足，不仅易导致小儿痴呆，还可以造成胎儿某些生理器官的先天缺陷。胎儿期，即妊娠第 3 个月至妊娠终末期，是胎儿各器官组织分化和功能发育关键时期，对致畸的敏感性逐渐下降，尽管如此，受有害因素影响仍可导致器官内的结构异常和功能缺失，致使胎儿生长发育迟缓、低体重儿或出生后行为发育异常等。

绿色生育工程概念的提出是时代文化发展的产物，它是绿色文化、生育文化等概念的融合与升华。要大力提倡优生、提高人口素质，让我们关爱孕妇，从生活到工作，从环境到心灵。

▶▶▶ 第二章

孕期保健知识

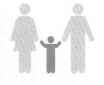

Q: 怀孕后感冒了可以吃药吗?

怀孕后应尽量减少药物的摄入,避免药物不良反应和影响。尤其注意切勿随意自行用药。孕期的前 3 个月是胎儿致畸的高发期,更要注意。

如果感冒症状轻微,可以多喝水,多吃蔬菜、水果等富含维生素的食物,注意休息和保暖,一般可自愈。如果有咽喉痒痛、咳嗽的症状,可以通过生理盐水漱口、饮用温开水或蜂蜜柠檬水润喉等方法缓解。如果有发热症状,可用物理降温,比如额部、颈部放置冰块等方式控制体温。

但如果感冒症状较重或有高热者,应及时就医,在医生指导下,接受相关检查和治疗。同时患者要向医生告知已经怀孕,选择孕期可用的相对安全的药物,谨遵医嘱用药,防止其进一步发展。

Q: 怀孕后可以运动吗?

一般来说,孕期合理的运动是有益的。首先,合理的运动可以改善身体健康状况,提高免疫力;其次,合理的运动还可以缓解孕期焦虑,改善心理和精神状态;再次,运动还可以控制体重,避免由于体重过重而增加妊娠期并发症、巨大儿、难产等风险,特别是对于患有妊娠期糖尿病的孕妇来说,适量的运动也是控制血糖的有效方法;最后,对于有自然分娩意向的孕妇来说,运动更是大有裨益。

但是，怀孕早期由于胎儿不稳定，应避免剧烈运动。怀孕中期可以选择中等强度运动，每天运动30分钟，如游泳、跑步、孕期瑜伽等，需结合孕前的运动状态合理选择。需要注意的是，对于医学上有先兆流产、早产及前置胎盘的孕妇，尽可能选择单纯的上肢运动。

ⓠ 怀孕时游泳好吗？

相较而言，游泳是一项低强度的运动，只要您做好游泳前的各种准备工作，控制好水温、游泳方法和运动量等，怀孕后游泳是有诸多好处的。

在过去，孕妇游泳是被禁止的，水温过低是主要原因之一。孕妇接触冷水后末梢毛细血管收缩，血压上升可导致妊娠中毒症的发生；此外，冷水还可引起子宫收缩，增加流产、早产的风险。随着生活环境改善，游泳池条件也随之变好，专家认为只要做好各种准备工作，控制好水温、游泳方法和运动量等，孕妇游泳是有诸多好处的。但是孕早期，即孕12周内，为胚胎发育阶段，此时孕妇的活动量宜小不宜大，应尽可能选择一些柔缓的运动，以免动作不当使胎盘剥离造成流产。如果孕妇在怀孕前就一直坚持游泳，那么在孕早期便可以坚持下去，但运动量需适当减少，以免流产。如果在孕前基本不运动，那么在孕早期最好不要游泳。

随着胎儿的发育，日渐增大的腹部常常会使孕妇感到腰痛和坐骨神经痛，游泳对于这类孕妇来说则是一项很好的选择，水的浮力可以帮助她们分担比怀孕前多出的十几千克体重，同时，水的阻力可以减少逐渐松弛的关节进一步受损伤的机会。因而，游泳是国外一些专家提出的怀孕新理念。他们认为即使孕前不运动的孕妇到了孕中期，也可以开始游泳。游泳能改善心肺功能，增加身体的柔韧性，增强体力，是一种适合孕妇的运动。此外，游泳能大大促进孕妇的血液循环，因为母体的血液不但负责运送胎儿发育所需的营养物质，同时还要将胎儿排出的废弃物带走。因而，孕妇在孕 4 ~ 8 个月是可以游泳的，孕妇游泳也是相对安全的。孕妇切记运动要适量，也要根据孕周选择最适合的运动项目，才能保证母子健康、平安！

Q: 怀孕后能同房吗？

怀孕期间不是完全不能同房。但是，需要注意时期，怀孕早期胎儿还不太稳定，同房容易诱发流产；而怀孕晚期胎儿相对较大，同房可能会导致早产。因此，同房要避开孕期的前 3 个月和最后 3 个月。怀孕 3 个月到 7 个月这段时间，孕妇和宝宝的情况都相对稳定，此时可以适当进行同房。但是如果医生告诉您有前置胎盘等不利情况，那么孕期就不要有性生活。

同房期间要注意姿势，避免压到腹部，不要过于激烈，注意双方卫生及清洁，而且需要带避孕套。避孕套在这里不是用来避孕的，而是为了防止各种生殖道传染性疾病的发生，此外，精液中含有大量前列腺素，而前列腺素能诱发子宫收缩，导致流产、早产等不良事件发生。

Q: 怀孕后吃得越多越好吗？

怀孕是一个特殊的生理时期，您需要摄入足够的营养物质以

13

满足宝宝生长发育的需要。但是并不是吃得越多越好，宝宝也不是长得越胖越好。

如果怀孕后吃得太多，特别是前3个月，将导致孕妇体内脂肪的大量积累，产后肥胖概率增大，还会增加妊娠期高血压和妊娠期糖尿病等合并症的风险。同时，如果孕期营养摄入过多，造成胎儿体重过重，易产生巨大儿，分娩时难产的危险性也会大大提高。

因此，孕期要合理控制体重。整个孕期要注意膳食平衡，合理调整饮食结构。孕早期并不需要特别补充营养或增加食量，孕后期根据胎儿发育情况可以适当增加营养，但也要避免暴饮暴食，采用少食多餐的方式提高营养摄入量。

Q: 孕期可以喝饮料吗？

孕妇如何选择合适的饮品保证宝宝的健康，其中蕴涵着大学问。孕期胎儿细胞分裂迅速，需要多种营养物质。那么，孕妇宜喝哪些饮料？不宜喝哪些饮料呢？

1. 孕妇应该远离的饮料

酒：早有"酒能伤胎，母亲饮酒胎儿醉"之说。孕妇饮酒后酒精通过胎盘进入胎儿体内，可使胎儿发育缓慢、流产、早产或头颅畸形、肢体短缺、身体矮小、泌尿生殖系统畸形、心血管系统畸形，甚至导致神经精神疾病、智力迟钝等终身残疾。

咖啡：休闲时喜欢饮一杯咖啡品味人生的孕妇一定要注意，大量饮用咖啡是不妥的。咖啡因能通过胎盘传递给胎儿，孕妇过量饮用咖啡可引起胎儿大脑细胞变化、神经兴奋或行为冲动，易引起流产或早产，甚至可致胎儿畸形。咖啡因还会加快孕妇的心律、增加尿量，这会加重孕妇心脏和肾脏负担，损害母婴健康。

浓茶：浓茶中含有较多的咖啡因，对腹中的宝宝一样有神经兴奋作用，饮用过多会导致胎动不安。茶中还含有大量的单宁，能与食物中的蛋白质结合形成不溶性的物质，从而造成母婴蛋白质、铁、维生素等吸收利用障碍，可致胎儿贫血、营养不良、骨骼发育受影响。同时，茶中还含有鞣酸，具有收敛作用，影响孕妇肠道蠕动，更容易发生便秘。

碳酸类饮料：一般可乐型饮料都含有咖啡因、可乐定、色素等，过多的可乐定、咖啡因可导致孕妇中枢神经系统兴奋、烦躁不安、呼吸加快、肌肉震颤、心动过速、失眠、耳鸣、眼花等。有些可乐型饮料含有磷类物质，过量的磷摄入会干扰钙的吸收，降低胎儿骨骼强度，影响胎儿骨骼的正常发育。此外，汽水等饮料中含有磷酸盐，进入肠道后会与食物中的铁发生反应，致母婴贫血。另外一些含糖较多的饮料，孕妇不宜过多摄入，以免削弱免疫力，导致细菌、病毒感染。

冰镇饮料：太冷的饮料会引起孕妇胃肠血管痉挛、缺血，出现胃痛、腹胀、消化不良等症状。由于腹中的宝宝对冷刺激也较为敏感，饮用太冷的饮料会使胎儿躁动不安。因而，无论什么饮料，冰镇时间不宜过长。另外，孕妇不宜喝生水，以防腹泻或其他传染性疾病。

2. 孕妇应该选择的饮料

鲜榨果汁：鲜榨果汁约95%以上是水分，还含有丰富的果糖、葡萄糖、蔗糖和维生素，但孕妈每天饮用量也不宜超过 300 ～ 500 mL，记住，果汁中不要加糖。

新鲜蔬菜汁：蔬菜除了可以做成可口的菜肴外，还可以制成富含抗氧化物的蔬菜汁饮品，有效补充孕妇所需的维生素、钙、磷、钾、镁等矿物质，增强肠胃功能，促进消化液分泌、消除疲劳。

牛奶或酸奶：孕妇坚持每天喝牛奶或酸奶，可有助于在孕期更好地摄取钙和蛋白质。

白开水和矿泉水：这是孕期的最佳选择。白开水经过煮沸消毒，清洁卫生。矿泉水中含有许多的微量元素，且清冽干净、清凉解渴，是天然的饮料。

Q: 什么时候开始数胎动？怎么数？

一般在怀孕 4 个月时，孕妇开始明显感受到胎儿的活动。妊娠晚期可通过胎动的次数、强弱判断胎儿在宫内生存的情况。所以从孕 28 周开始，建议孕妇每天早上、中午和晚上各选择一个时间段数 3 次胎动，每次大约 1 小时。如胎动次数突然减少或突然频繁，均在一定程度上反应胎儿在子宫内有异常情况，主要为宫内缺氧，严重者可造成胎儿宫内窒息。

数胎动的方法：数胎动是一个动态监测过程。找一个安静的环境，以舒适的姿势坐下来或者左侧卧，彻底放松，把手放在肚子上，集中注意力，感受宝宝的活动。当你感到胎儿在动时，就做个记号，胎动一次用笔在纸上画一道线，或用其他方式记录（如数豆子、数纽扣等），2 分钟内的连续胎动只算一次，一次胎动后停歇 2 分钟以上间隔再出现的胎动才算新的一次胎动。一小时完毕后，盒子中的豆子或纽扣数即为胎动数。最后将早、中、晚 3 次的胎动数相加再乘以 4 即为 12 小时的胎动数。

胎动次数：12 小时胎动数正常应大于等于 30 次。如果少于 20 次，说明胎儿在宫内可能有异常；如果少于 10 次则提示胎儿在宫内缺氧，应速去医院。

特殊说明：如无法做到每日 3 次，至少要保证在 18:00 ~ 22:00 选择一个胎动较好的时间，取侧卧位测胎动 2 小时，也叫作"数 10 法"。胎动每小时大于或等于 4 次为正常，若 1 小时小于 4 次或胎动数比平时减少一半，以及胎动突然频繁，应继续再数 1 小时，连续 2 小时胎动应大于等于 10 次，如仍未好转，应速去医院诊治。

胎儿运动规律并不是一成不变的。妊娠 32 周时，胎儿运动最为频繁。之后随着怀孕月份的增加，胎儿慢慢长大，他在子宫里的活动空间会越来越小，胎动频率逐渐减少。此外，每个胎儿都有自己的"生物钟"，胎儿活动的次数在白天和晚上是不同的，一般来说上午的活动最少，中午以后逐渐增多。因为餐后血糖水平较高，宝宝精神饱满，拳脚相对活跃，胎动次数会较为频繁。

大概从孕 30 周开始，孕妇可能会在某天忽然感觉到肚子有时会出现轻微的、规律性颤动，大概 2 ~ 3 秒一次，抖动幅度比一般胎动要小，有时这种感觉维持时间较长（10 ~ 20 分钟），这种动是一跳一跳的，很像心跳。准妈妈用手摸在跳动的地方，手会感觉一弹一弹的，很有规律，这是宝宝在打嗝。

Q: 买了胎心监测仪还需要去医院做胎心监护吗？

怀孕后很多宝妈会自己购买胎心监测仪，来听宝宝的胎心。

但是家用胎心仪没有宫缩探头，听到的只是宝宝的瞬时心率，无法了解宝宝的胎心和宫缩、胎动之间的关系，更不能判断宝宝在宫内是否缺氧。所以自行在家听胎心并不能替代胎心监护。另外，胎心监护图像一定要及时请医生判读。

Q: 怀孕后做超声和磁共振检查对胎儿有影响吗？

怀孕后，特别是孕早期是致畸敏感期，高剂量的离子射线会对胎儿造成严重损伤，如流产、胎儿生长受限、小脑畸形、智力发育障碍等，甚至会提高宝宝在儿童期罹患恶性肿瘤的风险，因此，孕期一定要避免各种离子射线的暴露。常见的离子射线包括身体各个部位的 X 线、CT 检查及放射性碘同位素等。

超声波是一种声波，不是离子射线。孕期超声波检查是安全的，孕期做超声波检查或者检查次数过多并不会对宝宝产生影响。

磁共振同样不使用离子射线，而是运用磁场改变体内氢离子能量状态的原理成像，所以也不会对宝宝造成损害。

所以，如果孕期需要进行影像学检查，需要告知医生怀孕的具体情况，尽量避免 X 线和 CT 检查，可选择超声或者磁共振来代替。

Q: 超声检查发现脐带绕颈怎么办？

脐带是孕妈妈和宝宝之间的纽带，足月时长度为 30 ~ 100 厘米。由于宝宝在羊水内运动，脐带可能会缠绕在宝宝身体任何部位，如缠绕在颈部就称为脐带绕颈。胎儿脐带绕颈以绕颈一周者多见，有的也可以缠绕数周。脐带缠绕可以很松，像一条项链一样缠绕在宝宝颈部，不会对宝宝产生任何影响，个别情况下也会很紧。如缠绕过紧，脐带受到牵拉，可能引起宝宝缺氧，同时，剩余脐带相对变短，可能在分娩时影响宝宝入盆。

若在超声检查中发现脐带绕颈，不必过分担心，正常情况下，宝宝不会受到伤害，但是需要您在日常生活中密切关注胎动的情况，胎动过多或过少均需及时到医院就诊。

Q: 怀孕后超声检查无异常，宝宝就一定是正常的吗？

虽然超声检查被广泛应用于孕期保健，并且超声也可以帮助我们发现不少胎儿的异常，但是超声并不是万能的。首先，超声检查可以在合适的孕周检测出大部分胎儿形态与结构异常，但是由于受到各种因素的影响，包括孕妇自身的情况、胎儿位置及姿势、羊水、胎儿活动、胎儿骨骼声影等，还有许多胎儿器官或部位可能无法显示或显示不清；其次，有些胎儿畸形没有发展到一定程度时，超声可能无法显示。所以每次超声检查的结果只表示胎儿当前的情况，并不表示以后检查结果一定正常。

胎儿畸形是一个动态形成的过程，没有发展到一定程度时，有可能不为超声所显示，故胎儿先天性心脏疾病的确诊，还需要依靠胎儿超声心动图检查。

超声检查是一种对胎儿无创、安全的影像学检查技术，但是，超声显像也不可能将胎儿的所有结构显示出来，无法确切地检查出所有的胎儿畸形。

Q: 孕期一定要做四维超声检查吗？

有很多机构都在神化"四维超声"，称之为"目前最先进的超声诊断技术"，在发现胎儿各项异常方面"有巨大优势"，能诊断各种畸形。因此，很多孕妇都把三维、四维超声当成孕期必备的检查。

那么，检查畸形必须用四维超声吗？回答是：不！

很多孕妇说的"做四维"，其实就是在孕中期进行的系统产前超声检查。这个检查非常重要，是了解孕期胎儿发育情况、观察胎儿有无畸形的重要手段，所以也叫作胎儿畸形筛查。该检查主要是以二维图像为主，三维、四维为辅助的检查。二维图像是清楚的切面，是基础，当二维图像发现异常时，可通过三维、四维图像辅助监测。例如，针对二维图像上可疑小脑蚓部异常的胎儿，我们可以通过三维图像测量胎儿小脑蚓部的大小进行综合评估；对于二维图像上面部及肢体等表面异常的胎儿，可通过四维成像让孕妇及其家属直观地看到胎儿的表面成像情况。

Q: 产前都需要做哪些超声检查？

超声检查是评估胎儿生长发育情况、筛查胎儿畸形的首选检查方法，其优势和作用是其他影像技术所不能替代的。

超声可以评价胎儿生长发育、胎盘和羊水等附属物情况，进行胎儿结构畸形筛查，从而发现胎儿结构异常。但超声检查不是万能的，胎儿的器官功能、代谢功能、精神异常、行为异常、智力水平等方面的缺陷，无法通过超声检出。

对于每一位女性来说，怀孕是件幸福而伟大的事，拥有一个健康的孩子是每个孕妇、每个家庭的心愿。那么孕期该如何有效地进行产前超声检查呢？

检查时机：根据产前检查规范，结合我国具体的医疗情况，建议整个孕期至少进行 4 ~ 6 次超声检查。

第一次：孕早期常规超声检查（停经 6 ~ 8 周）。

第二次：孕早期 NT（胎儿颈后透明层）超声筛查（孕 11 ~ 13 周）。

第三次：孕中期系统超声筛查（孕 22 ~ 24 周）。

第四次：孕晚期超声筛查（孕 28 ~ 30 周）。

第五次、第六次：孕 34 ~ 38 周常规超声检查。

Q: 孕期"优生四项"检查一定要做吗？

优生四项（TORCH）检查是对四种病原体的筛查和诊断，包括弓形虫、风疹病毒、巨细胞病毒和单纯疱疹病毒。孕妇感染了这些病原体，可通过胎盘传给胎儿，造成胎儿宫内感染，进而导致流产、死胎、畸形及一些先天性疾病，即使有些患儿出生时无明显表现，但不排除会出现远期缺陷或症状。

TORCH 感染的共同特征是造成母婴感染。孕期 TORCH 感染的共同特征：①孕妇无症状或症状轻微；②病毒通过胎盘引起宫内感染；③可引起早产、流产、死胎或畸胎等；④病毒通过产道或母乳引起新生儿感染；⑤新生儿多系统、多器官损害，智力障碍等。

2011 年，中华医学会妇产科学分会产科学组牵头撰写的《孕前和孕期保健指南（第 1 版）》将 TORCH 筛查列为孕前 3 个月首选备查项目。孕前 TORCH 的检测就是要了解妇女对这几种病毒的免疫状况，是否需接种风疹疫苗，或是否对其他病毒具有一定的免疫力，从而指导孕前妇女怀孕的时间及注意事项，达到优生的目的。

预防 TORCH 感染，孕妇还要从个人卫生和防护上做起。孕前及怀孕期间孕妇要避免与 TORCH 患者接触，尽量少接触动物，不食用未煮熟的肉食品，更不可食用生肉。接触生肉及处理猫、狗粪便时，需戴手套，事后要仔细反复洗手。对家猫及狗，也要喂熟食。

随着人们对出生人口质量关注度的升高，优生优育检查越来越受到重视，该项检查可以避免许多新生儿的出生缺陷，也让宝宝拥有一个更加美好的未来。

Q: 高龄孕妇是如何定义的?

对于女性来说，最佳的生育年龄是 23 ~ 28 岁。医学上把分娩时年龄在 35 岁以上的孕妇称为高龄孕妇。随着女性年龄的增大，生育能力逐渐下降，而且在妊娠和分娩过程中所承担的风险也越来越大。35 岁以上的孕妇，尤其是第一次妊娠者被称为"高危孕妇"，这是因为高龄孕妇生育畸形儿的概率、剖宫产的可能性及妊娠期合并症发生的风险均明显增加，并且出现流产、难产、滞产的危险性也显著升高。因此，高龄孕妇要想生下健康宝宝要充分重视孕期产检和保健。

Q: 高龄孕妇可能面临哪些问题?

高龄会给宝宝和妈妈带来诸多危险。

一是孕妇高龄易致卵子老化，容易发生卵子染色体异常而生下畸形儿。有文献报道，先天愚型儿的发生率随着孕妇年龄的增加成倍增加，25 ~ 34 岁分娩先天愚型儿的比率为 1/800，35 ~ 39 岁时比例高达 1/250，40 ~ 44 岁时升为 1/100，45 岁以上甚至可以达到 1/（40 ~ 50）。

二是高龄孕妇发生难产和大出血的概率升高。因为随着孕妇年龄的增长，子宫的收缩力和阴道的伸张力变差，分娩时间延长，更容易发生大出血和难产。

三是高龄孕妇更易发生妊娠并发症，如妊娠期糖尿病、妊娠期高血压综合征等。

四是高龄产妇易产生巨大的心理压力，过度担心因高龄给宝宝及自己带来不测。此外，由于高龄孕妇身体素质已不再是人生的高峰期，孕妇本身营养匮乏和免疫力低下等，也会给怀孕和分娩带来一定的影响。

Q: 高龄孕妇如何保障自己和胎儿的健康和安全?

除了常规的孕期保健外，下面几项检查对于高龄孕妇来说更重要：①羊膜腔穿刺术；②葡萄糖耐量试验；③超声波检查；④胎心监护；⑤监测血压。

建议孕妇一定要定期检查，高龄孕妇更应如此。目前，随着围生医学的不断发展，孕期保健技术也不断提高，孕妇有一个健康的身体，加之科学的检测技术，可帮助越来越多的高龄孕产妇如愿得到一个健康的宝宝。

Q: 孕期压力过大有什么影响?

生育期的女性是精神障碍的易感人群，怀孕后由于内分泌系统发生改变，情绪变化更大，孕妈可能表现出焦虑、躁狂或抑郁等倾向。孕妇的心理行为又会直接影响胎儿，不仅关系到婴儿的脾气、性格，而且与其长大后的学习、生活乃至各种心理问题均有一定关系。孕妇精神压力过大对胎儿的危害如下。

容易导致流产：孕妇情绪过分紧张、压力过大、腹部压力过重等，均会使体内释放大量激素，诱发宫缩，发生自发性流产或早产。

可导致胎儿先天缺陷：孕妇在怀孕期间压力过大可以导致各种先天畸形发生。孕 4 ~ 10 周正是胎儿唇腭发育的关键时期，如果这个阶段孕妇精神压力过大、情绪过度不安，可能导致胎儿口唇畸变、出现唇腭裂。孕妇怀孕期间的精神压力过大，还可导致胎儿其他的先天缺陷，如听力缺陷的发生率明显增高。

可影响胎儿生长：孕妇内心压力过大会阻碍胎儿的生长，导致低体重儿出现，胎儿还可能出现身体功能失调，特别是消化系统功能紊乱等疾病。

容易导致胎儿今后罹患一些疾病：如先天性心脏病、糖尿病等。

孕妇精神状态突然变化易导致胎儿宫内缺氧，引起流产、早产，甚至胎死宫内等。

孕妇情绪起伏或情绪低落，会刺激机体释放神经递质进入胎儿体内，影响胎儿身心健康，导致婴儿烦躁易怒、爱哭闹、不好喂养、睡眠不好，长大后的性格也容易出现紧张、忧郁和胆小等。

孕妇的情绪与孩子将来的行为和情绪存在着微妙的联系，孕妇心理压力是优生优育的大敌。

Q: 孕期心理压力大是怎么回事?

生育期的女性是精神障碍的易感人群，如果本身心理调节能力不强，怀孕阶段又没有得到适当的照顾，孕妇就可能表现出躁狂、抑郁、精神分裂等。

为何孕期孕妇心理压力大? 孕妇心理压力的来源是什么?

在整个妊娠过程中，孕妇心理变化大致分 3 个阶段，孕早期、孕中期和孕晚期，每个阶段的心理压力又源于不同的因素。

孕早期心理压力多数是由于害怕胎儿流产或没有做好怀孕准备而不愿意妊娠产生的。

孕中期心理压力多数是因为怀孕过程中有了并发症后担心服药会影响胎儿发育、造成胎儿畸形，或者是担心做 B 超等检查会对胎儿产生不良影响等。

孕晚期的心理压力主要源自分娩的困扰、子女养育的问题及角色即将转换等因素。

如果这些忧虑不能及时缓解和疏通，就会形成孕妇的心理负担，从而影响宝宝的身心健康。

准爸爸、妈妈们在关心孩子生理健康的同时，也应该关注孩子的心理健康，更应该关注妻子（自己）的心理健康。家人应该为孕妇提供"零压力"的环境。

Q: 如何缓解孕期心理压力?

孕妇的不良心理行为可能会导致不良的妊娠结局，又会直接影响胎儿今后的脾气、性格，甚至心理健康。

孕育一个小生命，夫妻双方都要负起责任。所以，在妻子怀孕的过程中丈夫应多加体谅。如果条件允许，孕前夫妻可以参加一些专门开设的孕期学习班，以了解更多的优生保健知识，同时制订一套完善的生育计划，从生理、心理、家庭生活、环境等方面全方位呵护孕妇孕期过程，以饱满的精神状态迎接新生命。同时孕妇还要学会以轻松的心情面对工作中的压力和生活中的各种挑战。

缓解孕妇心理压力的具体建议如下。

建立良好的饮食和生活习惯：定点就餐，营养均衡，不喝酒、不吸烟；适当锻炼，充分休息。

积极面对压力：孕期有压力是很正常的，分析引起压力的原因并采取可行的措施。

避免对压力产生消极反应：孕妇要多听轻快、舒畅的音乐，让优美的乐曲化解精神疲惫。

丰富日常活动：安排好自己的日程，让自己有时间做放松的事，可以适当锻炼、沉思、按摩、看书等，让自己充分放松。

寻求帮助，让自己包围在爱的支持中：孕妇一定要学会扩大支持自己的亲友圈，寻求帮助，才能更好地将自己包围在关爱和支持之中。

做一些有益于身心健康的运动：如瑜伽和按摩，可以缓解孕妇的精神压力，稳定血压和心率。

工作中学会放松自己：工作中感到疲劳时，可休息片刻，也可到室外、阳台或楼顶呼吸新鲜空气，以解除疲劳。

悠闲自得的散步也是一种很好的休息形式。如能夫妻同行，也是调节和保持孕妇良好精神状态的妙方，对孕妇和胎儿的身心健康均有益处。

▶▶▶ 第三章

孕期疾病知识

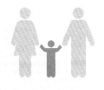

Q: 什么是"唐氏儿"?

"唐氏儿"其实就是 21- 三体综合征。

21- 三体综合征又称先天愚型或唐氏综合征，是人类最常见的一种染色体畸变，也是第一个被确认的染色体病。1866 年，英国医生 Langdom Down 首先对此病进行了临床描述，故称 Down 综合征。

21- 三体综合征是最常见的先天性染色体异常。其发病原因是患者细胞的基因组额外多出一条 21 号染色体，即基因组中 21 号染色体不是正常的 2 条，而是 3 条，由于多余的 21 号染色体破坏了基因组遗传物质的平衡，从而导致胎儿发育异常，表现出多种不同的临床特征。

Q: 21- 三体综合征有何临床表现?

21- 三体综合征患者均会有一系列临床表现，因而称为综合征。其临床表现多种多样，累及人体不同的系统。首先，患者存在严重的智力低下（IQ 低于 25），故而得名先天愚型。其次，患者还存在特殊面容，如眼距较宽、外眼角上斜、鼻根低平、嘴小唇厚、舌大常外伸、耳位低、耳郭畸形等。此外，患儿还存在肌张力低下、通贯掌等，40% ~ 50% 的患者伴有先天性心脏病。

Q: 21- 三体综合征的发病机制是什么？

我们每个个体的遗传物质，即染色体均是一半来自父亲，一半来自母亲。每个个体都是由精子和卵子受精发育而来的。生殖细胞形成时发生染色体不分离是 21- 三体综合征发生的主要机制，即患儿父母之一的生殖细胞形成过程中，在减数分裂时第21 号染色体发生不分离，当多一条 21 号染色体的精子或卵子受精后，就会孕育出 21- 三体综合征患儿。

35 岁以上高龄妇女随年龄增高，其染色体不分离的发生频率明显增高，生 21- 三体综合征患儿的频率也随之增高，故当35 岁以上的妇女怀孕时，建议进行产前诊断。

Q: 如何避免"唐氏儿"出生？

《中华人民共和国母婴保健法》常规建议没有高危因素的孕妇在孕期通过母体血清检测，对腹中的胎儿患 21- 三体综合征的风险进行评估，即唐氏筛查。对筛查高风险、高龄及有过不良孕产史、夫妻之一为染色体异常携带者等高危孕妇，通常会建议再进行羊水穿刺或脐带血穿刺，进一步进行产前诊断，确诊为"唐氏儿"后，通常医生会建议孕妇终止妊娠。

Q: 什么是妊娠期高血压疾病？

妊娠期高血压疾病是包括妊娠期高血压、子痫前期、子痫、慢性高血压并发子痫前期、慢性高血压合并妊娠的一系列疾病，其中前 3 项是妊娠期特有的疾病。

妊娠期高血压疾病多发生于妊娠 20 周后，以血压升高、蛋白尿为主要特征，可伴全身多器官功能损害或功能衰竭。同时，胎儿会因为胎盘功能减退而发育迟缓，导致早产和未成熟儿，严重者会胎死宫内。因此，妊娠期高血压疾病需要进行预防和早期诊断，一旦发现，需要严密监测，积极治疗。

Q: 妊娠期高血压疾病的高危因素有哪些？

妊娠期高血压疾病的高危因素有以下几项：初产妇，尤其是年龄超过 35 周岁的高龄初产妇；双胎妊娠；体态矮胖的孕妇；营养不良的孕妇；精神紧张的孕妇；运动过度、工作强度大的孕妇；有高血压家族史，母亲曾经患有妊娠期高血压疾病的孕妇；本人曾经在妊娠期发生过高血压疾病的孕妇；怀孕前就有慢性高血压的孕妇；患有糖尿病、肾病、自身免疫性疾病、血液病、多囊卵巢综合征的患者；夜间容易打鼾或患有阻塞性睡眠呼吸暂停综合征的患者；本次通过辅助生殖技术怀孕的患者。此外，妊娠期高血压疾病的发生与气候变化密切相关，冬季等气压升高的季节更容易导致本病发生。

Q: 妊娠期高血压患者如何做好孕期保健？

如果存在上述高危因素或者确诊了妊娠期高血压疾病，那么需要注意以下事项。

（1）怀孕期间要保持心情舒畅，保持积极乐观的心态。

（2）孕期要加强营养。饮食要以高蛋白质、维生素、叶酸、钙、铁及其他微量元素等营养均衡的饮食为主。减少脂肪和盐的摄入，限制甜食的摄入，水果的摄入也不宜过多，最好每天

2 ~ 3 个苹果或者相当于 2 ~ 3 个苹果量的其他水果。自妊娠 20 周开始，每天补充钙剂 2 g 可以降低妊娠期高血压疾病的发生风险。每天补充维生素 E 100 ~ 200 mg 也有利于减少妊娠期高血压疾病的发生。

（3）注意适当休息。每天至少保证 8 ~ 10 小时的睡眠，同时尽量采取左侧卧位。

（4）孕期按时进行正规的产前检查。正常情况下，在妊娠的早期和中期可以每月产检 1 次。在妊娠晚期，也就是妊娠 28 周之后，需要每 2 周产检 1 次，而在妊娠 36 周之后需要每周产检 1 次。而超过预产期的患者，则需要每 2 ~ 3 天产检 1 次。而有其他高危因素或者已经确诊妊娠期高血压疾病的患者，则需要根据产检医生的要求，遵医嘱酌情增加产检次数，必要时住院治疗。

（5）孕妇最好在怀孕前就监测自己的血压，了解自己血压的基础水平。体重较大的患者，自身 BMI（体质指数）大于 24 kg/m^2 的患者最好在妊娠前先进行减重，BMI 达到 24 kg/m^2 以下后再怀孕。

（6）关注妊娠期体重增加的情况。建议每天都测量体重。一般监测晨起空腹排尿后的体重，并应该进行记录，就诊时把数据带来给医生。如做不到每天测体重，至少每周体重监测 1 次，确诊妊娠期高血压疾病的患者，需要每 3 天测量体重 1 次。一般每周体重增加不应超过 0.5 kg，如果体重增加超过 0.5 kg 则很可能是发生了水肿，也就是钠水潴留，而非"长肉了"。在妊娠晚期尽量避免长时间的站立，休息及睡眠时尽量抬高下肢，促进下肢静脉回流，可以减少水肿的发生。如果孕妇体重增加过快，同时伴有头晕、头疼、视物模糊、胸闷、憋气、上腹部不适、恶心呕吐、下腹部疼痛、阴道出血或流液、尿量减少、尿液呈咖啡色或酱油样症状，以及监测血压明显升高，需要及时就医。

（7）关注胎儿宫内的安危。关注胎儿安危是准妈妈们的一项重要任务。其中很重要的一点就是要会数胎动。一般妊娠16～20周时可以开始察觉到胎动，最初可能像"串气样"，不太规律也比较微弱，每小时3～5次，但随着孕周的增加，胎动次数逐渐增加，也变得越来越有规律，通常在怀孕28～32周时达到高峰，在怀孕38周之后逐渐减少。一般来讲，下午两三点的时候胎动最好，而晚上8～11点的时候胎动较为频繁。每位准妈妈需要根据自己的感觉进行记录，自然而然会找到宝宝胎动的规律，并以此为标准来监测胎儿在宫内的安危。

（8）警惕妊娠期高血压疾病的严重并发症——胎盘早剥的发生。胎盘早剥是指胎儿娩出前胎盘部分或全部从子宫剥离，由于此时胎儿的血液循环部分或全部中断，会造成胎儿宫内窘迫，甚至胎死宫内。若不及时就诊，不仅宝宝生命危在旦夕，孕妇也会出现大出血、休克、凝血功能障碍、肾损伤等一系列并发症，危及孕妇的生命安全。因此，在妊娠晚期，睡眠时一定要取侧卧位，尽量取左侧卧位。避免腹部被撞击、外伤或被顶压（如长期弯腰、下蹲、坐矮板凳洗衣服等动作）。一旦出现腹部疼痛或伴有阴道出血、胎动异常，一定要及时就诊。

Q: 妊娠期高血压疾病患者如何监测血压？

每次测量血压时应平静休息 10 ~ 15 分钟后再进行测量。监测血压时尽量选择台式水银柱血压计，电子血压计使用方便，但是测量数值容易偏低。

如果血压为（130 ~ 140）/（80 ~ 90）mmHg，则视为临界高血压，需要自行监测。

条件允许的话，建议测量每天晨起、下午 2 点、晚上 8 点的血压情况，并进行记录，就诊时带给产检的医生查看。

如果发生头晕、头痛、腹痛、眼花等症状，不管血压是否升高，均应马上就诊。

如果没有自觉不适症状，但是自测血压超过了 150/100 mmHg，也需要及时就诊，必要时加服降压药物或者调整降压药物的用量，血压严重升高时需要住院治疗。

Q: 前一次怀孕时发生了妊娠期高血压疾病，再次妊娠还会发生吗？

前一次妊娠发生了妊娠期高血压疾病的患者，再次怀孕的确有再次发生的风险，但是并不是所有人都会再次发生。以下因素可能和妊娠期高血压疾病的再次发生有关。

（1）前次妊娠有子痫前期病史。如果前次妊娠时被诊断了子痫前期，那么再次妊娠时子痫前期的发生率可能增加 5 倍以上，但是各个地区的报道不等，说明子痫前期的发生不仅与地域、种族相关，还与饮食习惯、吸烟饮酒等生活方式，以及是否获得了适当的孕产期保健相关。

（2）孕前体重改变及再次妊娠时体重的增加情况。孕前体重正常或者偏低的孕妇，妊娠期如果体重增长过多、过快，子痫前期的发生率更高。在两次妊娠期间，体重指数降低者，子痫前期的再发率约为12.8%；体重指数维持不变者，再发率为14.8%；体重指数增加者，再发率则上升至18.5%。由此可见，妊娠期适当控制体重的增加，确实能够降低子痫前期再次发生的风险。

（3）两次妊娠的时间间隔。前次妊娠的分娩时间至再次妊娠的分娩时间为两次妊娠的间隔时间。有相关研究提出，2～5年是相对理想的妊娠间隔时间。如果妊娠间隔时间在5～10年以上或者在18～24个月以下，则考虑妊娠间隔时间过长或过短，这两种情况下再次发生妊娠期高血压疾病的风险，以及不良妊娠结局的可能性均会增加。

（4）孕期需要使用降压药物控制的妊娠期高血压疾病患者，再次发生妊娠期高血压疾病或者子痫前期的风险明显增加。

Q: 预防妊娠期高血压疾病再次发生的方法有哪些？

以下方法可以有效减少妊娠期高血压疾病的再发风险。

（1）妊娠前开始补充钙剂、复合维生素。

（2）如果孕前体质指数超标，应该先减肥，再怀孕。理想的BMI范围是18.5～24kg/m^2。每周监测体重，每周体重的增加不超过0.5 kg。

（3）对于前次妊娠有34周前子痫前期或重度子痫前期病史的患者，或者有胎盘疾病史（如胎儿生长受限、胎盘早剥病史），或者存在高凝状态等高危因素的患者，可以在妊娠12～16周开始服用小剂量阿司匹林（50 ~ 100 mg）至妊娠 28 周停药，也有相关指南认为可以服用小剂量阿司匹林至分娩前停药。

（4）要均衡营养并适当休息，睡眠时采取左侧卧位，至少保证每天 8 ~ 10 小时的睡眠。

（5）定期产检，谨遵医嘱。如果孕期出现了体重增加过快，或有头晕、头痛、视物模糊、胸闷、憋气、上腹部不适、恶心及呕吐、下腹部疼痛、阴道出血或流液、尿量减少、尿色呈咖啡色或酱油样、血压明显升高时需要及时就诊。孕 28 周后需要每日自行监测胎动，如果一旦发现胎动减少，需要立刻就诊。

（6）对于前次妊娠发生妊娠期高血压疾病或者子痫前期的患者，建议再次妊娠前进行免疫系统疾病（如系统性红斑狼疮、抗磷脂抗体综合征、干燥综合征、混合性结缔组织病、类风湿关节炎等）及易栓症的筛查。并进行相应的干预和治疗，可以有效降低再次妊娠时发生妊娠期高血压疾病的风险。

（7）再次妊娠前，应筛查患者睡觉是否打鼾，或者是否有睡眠呼吸暂停综合征。如果有相应症状，最好再次怀孕前进行血氧饱和度监测，必要时进行多导睡眠图检查，确诊后进行相应的干预和治疗，对降低再次妊娠时妊娠期高血压疾病的发生率大有益处。

孕期保持良好的心态，健康饮食，定期产检，加强自我监护，积极配合医生治疗，遵守医嘱，即使妊娠期高血压疾病有一定的再发率，绝大多数患者也是可以比较安全地度过怀孕分娩的过程，获得良好的母儿结局。

Q: 妊娠期高血压疾病患者产后血压会恢复正常吗?

妊娠期高血压疾病患者产后仍需要监测血压。对于妊娠期诊断慢性高血压的患者，大部分产后血压会持续升高，必要时需要药物控制。

而其他妊娠期高血压患者，大部分患者产后血压会有所降低但不会立刻恢复正常，仍需持续监测。如果产后 12 周内血压仍没有恢复正常，那么需要考虑诊断慢性高血压，必要时长期监测并口服药物治疗。

Q: 哪些患者会被诊断为重度子痫前期?

血压和尿蛋白持续升高、发生母体脏器功能不全或胎儿并发症的患者可能会被诊断为重度子痫前期。

尿蛋白阳性不再是诊断重度子痫前期的必备条件，即使尿蛋白阴性，但出现母体脏器功能的受累，也可能是重度子痫前期。子痫前期患者出现下述任一不良情况可诊断为重度子痫前期。

（1）血压持续升高：收缩压 $\geqslant$ 160 mmHg 和 / 或舒张压 $\geqslant$ 110 mmHg;

（2）尿蛋白 $\geqslant$ 2.0 g/24 h 或随机尿蛋白 $\geqslant$（++）;

（3）持续性头痛、视觉障碍或其他脑神经症状;

（4）肝酶异常：ALT/AST 升高;

（5）肾功能异常：少尿（24 h 尿量 < 400 mL）或血肌酐 > 106 μ mol/L;

（6）低蛋白血症伴腹腔积液、胸腔积液;

（7）血液系统异常：血小板持续下降并低于 100 $\times$ 10^9/L; 血

管内溶血、贫血、黄疸或血 LDH 升高；

（8）心力衰竭、肺水肿；

（9）胎儿生长受限或羊水过少。

发生重度子痫前期的患者需要严密产检，必要时住院治疗，终止妊娠。

Q: 怀孕时睡觉打鼾正常吗？

很多孕妇随着孕周的增加，睡觉时出现了打鼾的现象，甚至睡眠过程中出现一过性呼吸暂停的情况，这其实是一种疾病，很可能与睡眠呼吸暂停综合征相关。很多患者忽视了孕期打鼾的严重性，但是它可能会造成妊娠期高血压或妊娠期血糖异常，在睡眠过程中不知不觉地对孕妇和胎儿造成危害。

Q: 为什么孕妇睡觉时容易打鼾？

第一，随着子宫体不断增大，压缩了肺的体积，降低了肺的代偿能力，而这种影响在卧位时，也就是睡眠时尤为明显。

第二，由于激素水平的改变，孕期鼻黏膜充血、水肿明显，鼻腔通道直径减小，也会增加孕妇打鼾的概率。

第三，鼻塞是妊娠期鼻炎最重要的症状，尤其是夜间阻塞尤为明显，是孕妇夜间打鼾甚至憋气的潜在危险因素。

以上原因是孕妇睡觉时容易打鼾的高危因素，也大大增加了怀孕时鼾症和睡眠呼吸暂停综合征的发生率。

Q: 孕妇睡觉时打鼾有什么危害吗?

孕妇睡觉时打鼾是妊娠期高血压疾病发生的危险因素，和睡觉时不打鼾的孕妇比较，打鼾的孕妇发生妊娠期高血压疾病的风险是不打鼾孕妇的 7.5 倍。妊期打鼾的孕妇还容易患妊娠期糖尿病。

妊娠期睡觉打鼾和睡眠呼吸暂停综合征还会造成胎儿宫内生长受限，也会增加宝宝出生后窒息的风险。不仅如此，睡觉打鼾的孕妇早产率、剖宫产率也比不打鼾的孕妇明显升高。

Q: 哪些孕妇需要检查是否有睡眠呼吸暂停综合征呢?

（1）具有睡眠呼吸暂停综合征症状的孕妇，如睡觉打鼾、夜尿增多、晨起口干、白天疲乏、感觉睡眠不足等，都可能是睡眠呼吸暂停综合征的症状。

（2）查体发现肥胖、下颌后缩、小下颌、脖子短粗的患者。

（3）有妊娠期高血压疾病、妊娠期糖尿病等妊娠期合并症和并发症的孕妇。

存在以上任意一条或多条因素的患者，均应积极进行筛查，早检查、早诊断、早治疗，争取将母儿风险降到最低。

Q: 怀疑存在睡眠呼吸暂停综合征的孕妇需要做哪些检查?

怀疑存在睡眠呼吸暂停综合征的孕妇，可以积极进行多导睡眠监测。这是一项无创的检查，只需要到医院戴上监测设备睡一觉就可以了。如果条件不允许，在家使用便携式设备也可以进行自测。

Q: 如果确诊了睡眠呼吸暂停综合征要怎么治疗呢?

如果确诊了睡眠呼吸暂停综合征需要使用呼吸机治疗。目前，呼吸机是治疗睡眠呼吸暂停综合征最有效且必要的方法。呼吸机治疗可以解除因为睡眠呼吸暂停综合征导致的夜间缺氧，实现对妊娠期高血压疾病和胎儿生长发育受限等并发症的预防和治疗。

有相关研究证明，睡眠呼吸暂停综合征的孕妇进行呼吸机治疗，不但睡眠呼吸暂停综合征的相关症状会得到明显改善，而且夜间的血压情况也较呼吸机治疗前明显降低，有利于降低妊娠期高血压疾病的发生率，或者帮助延长妊娠期高血压疾病患者的孕周，可以较大限度地改善母儿预后。

然而，呼吸机治疗睡眠呼吸暂停综合征需要购买或租赁呼吸机，有些患者会对治疗过程感觉不适、麻烦，但不得不承认呼吸机治疗是一种改善睡眠非常有效的方法。

Q: 得了妊娠期糖尿病，我该怎么控制血糖?

有甜蜜负担的糖妈妈（妊娠期糖尿病患者）一定要控制好怀孕期间的血糖水平。

首先，要合理饮食，坚持少食多餐和定时定量用餐，多吃膳食纤维含量高的食物，如全麦食品、豆制品、各种蔬菜、适量的蛋白质，戒掉零食，不要吃含糖多的食物和水果。但是也不能因为需要控制血糖而过分限制能量摄入，能量的摄入需要"恰到好处"，既能保证宝宝生长发育的需要，又不至于超出身体的负担使血糖超标。因此，能量摄入的多少，需要由临床营养医生进行评估。

其次，做到了"管住嘴"，下一步我们就要"迈开腿"。糖妈妈可以根据自身条件，在医生允许的情况下进行中等强度的身体活动。以有氧运动为主，每周至少运动 3 ~ 5 天，每天运动持续时间为 20 ~ 60 分钟。有效的中等强度的活动可明显感觉心率加快，主观感觉稍疲劳，但 10 分钟左右可恢复。

再次，如果饮食和运动都不能使血糖降到满意的水平，就需要在医生的指导下加用胰岛素进行治疗。

最后，血糖要定期监测并做好记录，方便产检时医生了解情况。当然您也不用过分担心，因为大部分糖妈妈生过宝宝以后，血糖会降至正常水平，但也有一部分人会长期处于血糖升高或糖尿病状态。

Q: 什么是妊娠期糖尿病?

妊娠期间的糖尿病有两种情况，一种为妊娠前已确诊糖尿病，称"糖尿病合并妊娠"；另一种为妊娠前糖代谢正常或有潜在糖耐量减退，妊娠期才出现或确诊的糖尿病，称为"妊娠期糖尿病"。糖尿病孕妇中 80% 以上为妊娠期糖尿病，糖尿病合并妊娠者不足 20%。妊娠期糖尿病患者糖代谢多数于产后能恢复正常，但将来患 2 型糖尿病的概率增加。糖尿病孕妇的临床经过复杂，母子都有风险，需要引起重视，严密监测血糖，定期产检。

Q: 妊娠期糖尿病患者会有哪些表现？

（1）妊娠期糖尿病通常没有明显的三多一少症状（多饮、多食、多尿、体重下降）。

（2）外阴瘙痒；反复的霉菌性阴道炎症状；白带增多，呈豆渣样。

（3）妊娠期发现胎儿过大、羊水过多。

凡有糖尿病家族史、孕前体重 ≥ 90 kg、孕妇出生体重 ≥ 4000 g，以及孕妇曾有多囊卵巢综合征、不明原因流产、死胎、巨大儿或畸形儿分娩史，本次妊娠胎儿偏大或羊水过多者应警惕妊娠期糖尿病的发生。

Q: 妊娠期糖尿病患者的血糖应控制在什么水平？

妊娠期糖尿病患者需要严密产检，监测血糖，并调整生活方式或药物用量，控制血糖在正常范围内，适当运动，遵守医嘱，以改善母儿的预后。

妊娠期血糖控制满意标准：每周监测血糖 2 ~ 3 天，监测空腹和三餐后 2 小时血糖情况，孕妇无明显饥饿感，空腹血糖控制在 3.3 ~ 5.3 mmol/L；餐后 2 小时血糖控制在 4.4 ~ 6.7 mmol/L；避免血糖过低，夜间血糖控制在 4.4 ~ 6.7 mmol/L。

Q: 妊娠期糖尿病的饮食治疗方法是什么？

妊娠期糖尿病孕妇的饮食控制很重要。理想的饮食控制目标是既能保证和提供妊娠期间热量和营养需要，又能避免餐后高血糖或饥饿性酮症出现，保证胎儿正常生长发育。多数妊娠期糖尿病患者经合理饮食控制和适当运动治疗，均能将血糖控制在正常范围。孕早期，孕妇需要热量与孕前相同。孕中期以后，每周热量增加 3% ~ 8%。其中糖类占 40% ~ 50%，蛋白质占 20% ~ 30%，脂肪占 30% ~ 40%。控制餐后 1 小时血糖值在 7.8 mmol/L 以下。但要注意避免过分控制饮食，否则会导致孕妇饥饿性酮症及胎儿生长受限。必要时需要孕妇到营养科进行进一步的咨询，制订个体化的饮食方案，配合运动，有效控制血糖，保证胎儿生长所需能量，同时避免高血糖的发生。

Q: 妊娠期糖尿病的治疗药物主要是什么?

对于饮食治疗配合运动不能有效控制血糖的患者，需要使用降血糖的药物。口服降糖药在妊娠期应用的安全性、有效性尚未得到足够证实，目前不推荐使用。胰岛素是大分子蛋白质，不通过胎盘，对于饮食治疗不能控制的糖尿病，胰岛素是主要的治疗药物。

胰岛素用量个体差异较大，尚无统一标准可供参考。一般从小剂量开始，并根据病情、孕期进展及血糖值调整，力求将血糖控制在正常范围。妊娠不同时期机体对胰岛素需求不同。孕前应用胰岛素控制血糖的患者，妊娠早期因早孕反应进食量减少，需要根据血糖监测情况及时减少胰岛素用量。随着妊娠进展，抗胰岛素激素分泌逐渐增多，妊娠中期、后期的胰岛素需要量常有不同程度增加。妊娠 32 ~ 36 周胰岛素用量达最高峰，妊娠 36 周后胰岛素用量稍下降，特别是在夜间。妊娠晚期胰岛素需求量减少，不一定是胎盘功能减退，可能与胎儿对血糖利用增加有关，可在加强胎儿监护的情况下继续妊娠。

Q: 妊娠期糖尿病酮症酸中毒如何治疗？

血糖控制差的患者可能发生糖尿病酮症酸中毒，一旦发生较为危险，需要及时就医。在监测血气、血糖、电解质并给予相应治疗的同时，主张应用小剂量正规胰岛素静脉滴注。每 1 ~ 2 小时监测一次血糖，根据血糖情况调整胰岛素用量，直至酮体转阴后改为皮下注射。

Q: 妊娠合并糖尿病如何进行母儿监护？

妊娠早期妊娠反应可能给血糖控制带来困难，应密切监测血糖变化，及时调整胰岛素用量，以防发生低血糖。每周检查一次，直至妊娠第 10 周。

妊娠中期应每两周检查一次，一般妊娠 20 周时胰岛素需要量开始增加，需及时调整。每月测定肾功能及糖化血红蛋白含量，同时进行眼底检查。

妊娠 32 周以后应每周检查一次。注意血压、水肿、尿蛋白情况。注意对胎儿发育、胎儿成熟度、胎儿胎盘功能等进行监测，必要时及早住院。

如果妊娠期间患者血糖控制良好，孕晚期无合并症，胎儿宫内状况良好，应等待至妊娠 38 ~ 39 周终止妊娠。如果妊娠期间血糖控制不佳，伴血管病变、重度子痫前期、严重感染、胎儿生长受限、胎儿窘迫的孕妇，应及早抽取羊水，了解胎肺成熟情况，并使用地塞米松促胎儿肺成熟，胎肺成熟后应立即终止妊娠，避免高血糖对母儿造成进一步影响。

Q: 什么是肺栓塞？

肺栓塞也叫肺动脉栓塞，为内源性或外源性栓子堵塞肺动脉或其分支引起肺循环障碍的临床病理生理综合征。发生肺出血或坏死时称肺梗死。

妊娠晚期因为孕妇特殊的生理状态，血液处于高凝状态，下肢活动受限，下肢深静脉血栓的发生率明显高于孕早期、孕中期，更是远远高于普通非妊娠人群，并于产后到达高峰，之后逐渐下降，到产后 12 周时降至孕前水平。因此，孕产妇是肺栓塞的高发人群。

Q: 肺栓塞有哪些高危因素？

妊娠本身就是肺栓塞的高危因素，如果合并以下情况，孕期和产后发生肺栓塞的风险会更高。

血液高凝状态：可引起血液高凝状态的病症主要有两类。第一类是遗传性易栓症，如 V 因子突变、S 蛋白缺陷、抗凝血酶 Ⅲ 缺乏等；第二类是获得性易栓症，如抗磷脂综合征、系统性红斑狼疮、红细胞增多症、血小板增多症、肾病综合征、恶性肿瘤等。

促进静脉血栓形成的因素：高龄、肥胖、吸烟、妊娠合并心脏病、产后或术后合并感染、中心静脉导管留置、多产、既往有栓塞病史等。

下肢静脉血栓脱落所致肺动脉栓塞最为常见。有静脉血栓史、近 3 个月内有手术或下肢外伤史、恶性肿瘤及静脉曲张等为下肢深静脉血栓发生的独立危险因素。

Q: 胎儿宫内生长受限有哪些原因？需要注意什么？

胎儿生长受限的原因有很多，主要与母体因素、胎儿因素和胎盘因素相关。

母体因素：需要排查有无母体相关疾病，如妊娠期高血压疾病、妊娠期糖尿病、甲状腺功能异常、抗磷脂抗体综合征等，需要针对病因治疗。母体血液高凝状态也可能导致胎儿生长受限。

胎儿因素：排除胎儿畸形，如胎儿结构异常、染色体异常、病毒感染。

胎盘因素：胎盘和脐带的异常可能导致胎儿生长受限。

如果胎儿生长受限严重，经过积极治疗不能缓解，必要时需要终止妊娠。治疗过程中，生活方面，孕妇要积极纠正不良的生活习惯：卧床休息，取左侧卧位，吸氧；均衡膳食、增加营养；补充复合维生素 E、钙剂、铁剂。

Q: 脐静脉穿刺术后有哪些注意事项？

（1）穿刺后超声观察胎儿变化直至正常；

（2）保持敷料干燥 3 天；

（3）腹痛，阴道出血、排液随时诊治；

（4）禁止性生活 2 周；

（5）休息 2 周；

（6）取出化验结果后，及时到遗传咨询专业门诊进一步就诊，根据医生咨询情况，决定下一步治疗方案。

Q: 什么是产后出血？

产后出血是产后常见的并发症，发生率高，严重威胁母亲的生命安全。

产后出血指胎儿娩出后 24 小时内，阴道分娩者出血量 ≥ 500 mL，剖宫产分娩者出血量 ≥ 1000 mL。

严重产后出血指胎儿娩出后 24 小时内出血量 ≥ 1000 mL。

难治性产后出血指经宫缩剂、持续性子宫按摩或按压等保守措施无法止血，需要外科手术、介入治疗甚至切除子宫的严重产后出血。

一旦发生产后出血，需要医生积极治疗，挽救产妇生命。

Q: 产后出血有哪些高危因素？

所有孕产妇都有发生产后出血的可能，有一种或多种高危因素的孕妇更易发生。

产后出血的高危因素：妊娠期高血压疾病、产前出血、妊娠合并肝病、贫血、血液病、多胎妊娠、巨大儿、死胎、羊水过多、产程长、手术分娩等。

需要注意的是，一些孕产妇如合并妊娠期高血压疾病、妊娠合并贫血、脱水或身材矮小等，即使未达到产后出血的诊断标准，也会出现严重的病理生理改变，需要及时治疗。

Q: 如何判断失血性休克的程度?

轻度休克:休克早期,失血量＜20%,患者会表现为精神紧张、烦躁、恶心、心率加快(110 ~ 120 次 / 分)、血压正常或降低、脉压差小(正常脉压差为 30 ~ 40 mmHg)、尿量正常或减少。

中度休克:休克抑制期,失血量 20% ~ 40%,患者可能表现为表情淡漠,反应迟钝,口唇肢端发紫,出冷汗,脉细速,心率 120 ~ 150 次 / 分,脉压差更小(20 ~ 30 mmHg),血压比正常下降 40 ~ 50 mmHg,尿量＜25 mL/h 或无尿。

重度休克:休克失代偿期,失血量＞40%,患者神志淡漠,瞳孔散大,对光反射差,血压＜50/30 mmHg,脉搏＞150 次 / 分,脉细弱。

Q: 什么是羊水栓塞?

羊水栓塞在产科学上是一种非常严重的并发症。此病是在生产过程中,羊水里的胎儿细胞、胎脂或胎便等经胎盘的静脉进入母体血液而造成的一种急性反应。

胎儿细胞、胎脂或胎便进入母体的血液循环以后,常常会堵塞孕妇肺部的血管,使肺脏无法得到血液的供应而造成肺脏功能失效。除了肺部的呼吸功能受到影响外,也会阻碍心脏功能,因此会引起胸痛、呼吸困难、面色发青、血压下降、休克、心脏衰竭、四肢痉挛,甚至会出现血崩的现象。

据统计,每 2000 ~ 3000 次生产中就可能发生 1 次。也有医院统计显示,数万次生产中才可能碰到 1 次。

羊水栓塞一旦发生，产妇的死亡率非常高，甚至有些医生认为，只要发生羊水栓塞，产妇几乎难逃一死。虽然也有一些医生认为，产妇发生羊水栓塞，经过适当的处理之后，生命得以挽回。但这样的个案，实际上无法证明是否真的发生了羊水栓塞；反之，能证明有羊水栓塞的患者，都是死后经过解剖才找到证据的。

根据一些医院的统计，产妇一旦发生羊水栓塞，75%是因为心脏或肺脏出现并发症，使心肺功能受损而造成死亡。所以，在临床上讨论羊水栓塞的治疗时，如何解决心脏或肺脏的问题是最重要的原则；另有25%的产妇是因血液无法凝固而死亡，可见发生凝血功能障碍的概率也是相当高的。

Q: 羊水栓塞的高危因素有哪些？

羊水栓塞罕见，但后果是灾难性的，死亡率为19%～86%。可能增加羊水及胎儿成分进入母体机会的状况都是羊水栓塞高危因素，如有开放的血管（包括剖宫产、会阴切开、宫颈裂伤、子宫破裂、子痫、前置胎盘、胎盘植入、胎盘早剥等）、过多的羊水（包括羊水过多、多胎妊娠、高龄、人种差异等）。

羊水栓塞大多数发生在胎儿娩出前2小时及胎盘娩出后30分钟内，产程中占70%，阴道分娩后占11%，剖宫产术中或术后占19%，通常在分娩过程中或产后立即发生，极少数发生在中期妊娠引产、羊膜腔穿刺术中和外伤时。

Q: 羊水栓塞有哪些表现？

羊水栓塞可能有多种表现，有些比较典型，有些缺乏特异性，需要通过医生的专业判断进行鉴别，并进一步处理。

典型临床表现：产时、产后出现突发的低氧血症、低血压、凝血功能障碍。凝血功能障碍发生率＞83%，可以为羊水栓塞的首发症状，表现为胎儿娩出后无原因的、即刻大量产后出血，且为不凝血，同时全身皮肤黏膜出血，血尿，消化道出血，手术切口及静脉穿刺点出血。

非特异性的前驱症状：发生率30%～40%。①呼吸系统：憋气、呛咳、呼吸急促；②循环系统：心慌、胸痛；③精神状态：焦虑、烦躁、濒死感；④神经系统：寒战、头晕、乏力、麻木、针刺样感觉；⑤消化系统：恶心、呕吐；⑥严重的胎儿心动过缓可为羊水栓塞的首发表现。

多器官功能损害：除心、肺及凝血系统外，肾脏和中枢神经系统最常受损。

▶ ▶ ▶ 第四章

产后身体康复

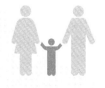

Q: 为什么刚生完孩子后肚子里还像有个娃娃?

当胎儿胎盘离开身体后,子宫恢复是缓慢的过程,这个过程一般需要 6 周。子宫体像个房间,宫颈、子宫下段像长长的走廊。子宫体随着肌纤维的收缩逐渐缩小,产后 1 周可恢复至妊娠 12 周大小,产后 6 周可恢复至妊娠前状态。子宫下段的肌纤维逐渐缩复至非孕期的子宫峡部。产后 1 周左右,宫口由产时袖口状,逐渐恢复为宫颈口关闭的状态。产后 4 周左右,宫颈形态恢复至非孕时状态。

刚生完孩子时,可以触及下腹部小硬球,同时会感受到阵发性疼痛,这是产后宫缩痛,有助于子宫的收缩及恶露的排出,常在产后 1 ~ 2 天出现,持续 2 ~ 3 天自然消失。

产后医生检查时会按压产妇宫底,了解子宫复旧的情况,并且帮助刺激子宫,加强子宫的收缩,协助恶露排出。恶露积聚在子宫这个"小房子"里,会影响子宫的收缩。

除以上生理性的改变,产后 4 小时内要主动排尿,膀胱是我们储存尿液的"房间",是子宫的"邻居",妊娠期膀胱肌张力降低,敏感性降低,分娩过程中的能量消耗、产时会阴压迫、区域内麻醉阻滞等因素都会加重膀胱中尿液的积聚,产后大膀胱的存在也可能是产妇产后自觉肚子没有变化的另一个原因。反过来,膀胱尿液存储也会干扰隔壁"邻居"——子宫的"改造工程"。

Q: 乳房会有什么样的变化?

产后乳房肿胀并且比正常情况更大,也较孕期更大,是因为分娩结束后,雌孕激素水平急剧下降,催乳素水平升高,大脑这个"司令部"指挥乳房开始执行喂养婴儿的任务。"司令部"的命令信号是有规律的,医学上称为脉冲式释放,并且通过乳头的吸吮反射引起神经垂体释放缩宫素,缩宫素作用在乳房上形成喷乳反射。乳汁的产生,通常在产后 24 ~ 72 小时,甚至在产后 1 ~ 7 天,高峰期为产后 3 ~ 5 天。

乳汁中含有抗体、免疫球蛋白,是婴儿抵抗外界病菌的重要武器。

Q: 生完宝宝为何肚皮(腹壁)松松垮垮的?

孕期腹中线色素沉着,可在产褥期逐渐消退。

孕期腹壁皮肤迅速撑开,皮下弹力纤维断裂,可出现紫红色条纹,而后变为银白色。孕期腹压增大,腹直肌拉伸分离,但是不必担心,在产后数周内肌张力可缓慢地恢复,但是腹直肌分离可能持续存在,腹壁明显松弛,腹壁紧张度在产后 8 周缓慢恢复。

Q: 什么是产后恶露?多久能排干净?

结束分娩后,阴道可见红色液体流出,那可不是月经。它的名字叫恶露,包括子宫蜕膜、血液、坏死蜕膜及少量胎膜等。就像旧的墙皮剥落一样,浅层脱落,深层再生出新的子宫内膜,属正常生理现象。恶露不臭但是呈血腥味,一般持续 4 ~ 6 周,但是在产后 6 ~ 8 周进行常规随访时,多达 15% 的女性仍在排恶露。产后恶露不是一成不变的，它的颜色和内容物随时间逐渐变化，一开始呈血性，然后呈浆液性，最后只是少量的白色液体。

Q: 产后多久来月经?

产后恢复月经的平均时间为 45 ~ 64 天，恢复排卵的平均时间为 45 ~ 94 天。70% 的女性会在产后 12 周内恢复月经，但是不来月经不代表不能怀孕，在此期间还是要注意避孕，因为有 20% ~ 71% 的产妇在产后首次月经之前有排卵。

泌乳、营养状态、睡眠等多方面因素会影响母亲产后月经的来潮时限。

Q: 刚生产完的产妇要重点注意哪几个方面?

在产褥期提供支持和安慰有助于产妇建立自信，也有助于培养健康的亲子关系。一篇系统评价发现产后女性希望实现积极的母亲角色（拥有作为母亲的自尊、能力和自主性），成功适应亲密关系和家人关系的变化，以及孩子与自身获得或重获健康与幸福。由世界卫生组织和联合国儿童基金会发起的"爱婴医院倡议"中的一项内容就是 24 小时母婴同室，认为将新生儿的婴儿床放在母亲床边可以提高母乳喂养的成功率。

生完孩子以后，由于泌乳、出汗、出血、母胎分离、微小羊水栓塞、胎盘分离、麻醉、菌血症或一些促宫缩或者麻醉药物，会引起 25% ~ 50% 的妈妈发生寒战，一般发生在产后 1 ~ 30 分钟，会持续 2 ~ 60 分钟。这个时候，可以给产妇加盖保暖毯、保持室内温暖。如无好转，及时就诊，不要延误治疗。

生完孩子要谨遵医嘱，尽早下地活动，摒弃传统的观念：捂、躺、喝汤。日常活动可预防下肢血栓的形成，因为妊娠相关的血液系统改变需在分娩后 6 ~ 12 周恢复至基线水平。在这段时间内，与妊娠相关的特定血液学参数的恢复速度和模式因人而异。需注意，促血栓形成状态需要数周才能消退，因此女性产后的血栓栓塞性疾病风险仍然较高。卧床会导致双下肢血管内血流流速缓慢，就跟河流一样，水流缓慢，"淤泥（血小板、纤维蛋白原等血液中的有形物质）"就容易沉淀，若血栓形成，一旦脱落就容易随着血流在全身"流窜"，当卡顿在小血管内就会导致相应脏器缺血、缺氧，甚至危及生命。并且适当的产后活动有助于排便、排尿及排出恶露，这对于预防产后肠梗阻、产后出血也是极其重要的。

产后不要急于"催乳"，要吃肉、少喝肉汤。产妇不要为了让乳汁增多而过多地喝汤水。肉汤中 90% 是水分，还有无机盐、脂肪及含氮浸出物（如嘌呤、核苷等），肉汤里的营养含量不足肉的 10%。过于油腻的肉汤会使乳汁中脂肪含量高，高脂的乳汁可能会堵塞乳腺导管，引发乳腺炎；还会影响婴儿的消化功能，导致腹泻、腹胀。因此建议产妇适量喝清淡的汤。食物多样化有助于乳汁分泌、润肠排便。

因为新成员的到来，妈妈的睡眠可能会呈碎片状。产后家人协助照顾小婴儿是非常重要的，除了能保证妈妈的睡眠质量，使其恢复体力，还能有效避免妈妈产后抑郁的发生。让爱充满整个家庭。

Q: 产后为何会脱发?

妊娠期间,激素水平增高,头发会变得浓密,是因为"生长中"或生长期头发处于"休止期",但在产褥期会反转,会出现休止期脱发,产后 1 ~ 5 个月头发大量脱落,通常呈自限性,会在产后 6 ~ 15 个月恢复正常。

Q: 生完宝宝后体重能减轻多少?

娩出胎儿、胎盘和羊水会使体重平均减轻 6 kg。

激素水平回落可使孕期水肿消退,包括子宫收缩、恶露流出、失去过量的细胞内液和细胞外液,会使体重再减轻 2 ~ 7 kg。

妊娠期增加的体重,大约在分娩后 6 周内减去 50%,然后继续以较慢的速度减轻,直到产后 6 个月。

Q: 产后伤口如何护理?

尚无关于产后会阴护理的循证信息。通常推荐使用喷瓶和坐浴护理会阴。改善舒适度的方法包括局部治疗(如冷敷或热敷)、局部应用麻醉剂和口服镇痛药。

便秘在妊娠期和产褥期非常常见,与孕激素或者其他激素引起的平滑肌松弛有关。这种作用在产后可能持续数日至数周,因此在产后应予以治疗,以保持大便通畅。维持排软便(排便不费劲)有助于避免排便相关疼痛,还可防止会阴和直肠缝合处裂开。高膳食纤维饮食、多喝水及按需使用软便剂和轻泻药可能有所帮助,尤其是肛门括约肌撕裂的女性。

缝合的会阴裂伤或会阴切开术伤口可能在愈合过程中裂开。这种裂开可以是部分裂开，也可以是完全裂开。会阴伤口裂开可在无感染时发生，但合并感染的情况更常见。研究表明，阴道分娩后的第 10～14 日是伤口裂开发生的高峰期。具有Ⅲ度或Ⅳ度会阴撕裂伤的产妇是高发人群。伤口裂开的患者通常因疼痛或灼烧感加剧并伴有分泌物异常而就诊。对于合并感染和伤口裂开的患者，需要进一步打开伤口，并进行治疗直至感染消退。如果患者只有伤口裂开而无感染，可进行期待治疗（也就是观察），或者使用药物帮助伤口慢慢愈合，或者直接修复开放的伤口等。

Q: 产后生殖道检查是怎样的?

分娩后不久，阴道较宽大、光滑，会慢慢回缩，但无法恢复至妊娠前的大小；到第 3 周水肿和血供渐渐消退时，阴道褶皱恢复。分娩时筋膜拉伸和创伤会导致骨盆肌肉松弛，可能无法恢复至妊娠前状态。

医生会观察外阴，然后通过内窥器观察阴道、宫颈的形态。重点关注阴唇和会阴表面视诊，注意观察是否有感染、远端脓肿和浅表蜂窝织炎的红斑，以及会阴伤口愈合情况和阴道分泌物性状。

Q: 产后盆底功能怎么评估?

很多产妇分娩后会感到排尿、排便功能异常，或者感觉到骨盆松弛，这很可能发生了盆腔器官脱垂，这是产后常见的疾病。

女性盆腔器官脱垂（pelvic organ prolapse, POP）是指盆腔器官疝出到达或超过阴道壁，在经产女性中的发生率高达50%，可导致多种盆腔、排尿、排便和性功能的异常。POP的确切分期需依据妇科检查结果。病史对了解脱垂相关症状也很重要，因为排尿或排便功能异常的治疗通常需要与POP的治疗协同进行。无症状的POP患者可能无需治疗。

1993年问世的盆腔器官脱垂定量（Pelvic Organ Prolapse Quantitation, POP-Q）系统是本病标准的分级系统，但这是需要医生评判的。虽然市面上有肌力测试设备，但这些技术在评估POP方面均未被证明具有临床适用性。

针极肌电图能够观察单个运动单元的动作电位，表面电极可以检测运动单元的成组活动。

尿道、阴道和肛门压力记录可以用来评估盆底肌的肌力。

阴部神经末梢运动潜伏期检测已被用于检测阴部神经病变，但其价值仍存在争议，因此在临床中几乎不进行该检测。

Q: 产后需要用收腹带吗?

分娩后尤其是剖宫产后住院期间，医生会给患者使用收腹带，主要是为了防止腹部伤口裂开，缓解术后疼痛。但是使用收腹带对治疗腹直肌分离、修复盆底肌和骨盆的作用微乎其微，如果穿戴不当还会产生相反作用。

Q: 收腹带怎么用?

产后收腹带固定顺序：先固定耻骨联合等下腹部，然后再固定上腹部。

　　固定力度应该遵循下紧上松的原则，也就是下腹部绑得紧些，上腹部绑得松些。

Q: 产后疼痛怎么办?

　　由于高张性子宫收缩，阴道分娩或剖宫产后的女性可出现产后痛。疼痛呈间歇性，并且常在哺乳期间因婴儿吸吮引起催乳素释放而发生。产后疼痛更常发生于经产女性和分娩前子宫过度扩张的女性（如多胎妊娠、羊水过多）。产后疼痛常在产后第 1 周结束时自发缓解。轻度镇痛药有效，如对乙酰氨基酚（扑热息痛）、布洛芬、双氯芬酸钠栓。非甾体抗炎药可能与对乙酰氨基酚效果相当，单药疗效不足时可联用这两种药物。阿片类药物不是必需的，且应避免使用。阴道分娩后很少发生重度产后疼痛，因此发生时应尽快查找原因。

　　对于阴道分娩后会阴疼痛者，一线缓解措施包括口服镇痛药（如对乙酰氨基酚、布洛芬）和局部治疗（如冷敷或热敷10 ~ 20分钟）；表面麻醉药对部分患者有效。虽然应避免使用阿片类药物，但如果少数女性的中度疼痛在采取上述措施后仍不能缓解，并排除了其他疼痛源时，可短期使用阿片类药物。

　　对于剖宫产者，应采取多种措施缓解剖宫产术后患者的疼痛，以促进患者快速康复，让患者能够照顾新生儿，并尽量减少术后对阿片类药物的需求。疼痛得到充分缓解是衡量患者满意度的标准。然而，因急性疼痛而使用阿片类药物会增加长期使用阿片类药物的风险。三项研究发现，若对阿片类药物未耐受女性在剖宫产后用药，那么持续使用阿片类药物的风险为 0.33%、0.84% 及 2.2%。

大多数镇痛药对哺乳期女性较为安全，但需要咨询医生后再使用。

Q: 产后 42 天检查什么？

产后 42 天通常要检查 3 个方面：伤口检查、生殖道检查、盆底评估。不管是顺产还是剖宫产，建议每位产妇在产后 42 天左右都要到分娩时的医院进行检查，目的是了解生殖系统是否恢复到孕前状态，对于有妊娠期糖尿病等并发症的产妇要关注并发症是否依然存在，是否需要继续治疗。

Q: 坐月子期间能刷牙吗？

很多老一辈的人总是叮嘱产妇坐月子一个月不要刷牙，否则容易导致牙齿脱落。产妇不刷牙，这才是造成孕产妇牙齿脱落的原因。不刷牙，污垢得不到及时清除，会导致龋齿、牙周炎等口腔疾病的发生而引起牙痛病。

妇女在怀孕后，由于内分泌的变化及维生素 C 的摄入不足，可出现牙龈充血、水肿，且容易出血，特别是刷牙时出血。另外，怀孕后牙齿的矿物质往往补充不足，牙齿的坚固性差。这些情况已对牙齿不利，若再不注意口腔卫生，口腔内的细菌增多，在大量细菌作用下，食物残渣中的糖类得以发酵、产酸，可导致牙齿脱钙，甚至形成龋齿。

孕产妇需要适当补充钙剂，因为钙的流失容易导致牙齿疾病或引起牙齿脱落。另外，建议孕产妇适量摄入富含维生素 C 的水果。

Q: 坐月子期间饮食上有哪些注意事项？

1. 多吃、早吃蔬菜，适量吃水果。水果和蔬菜含有丰富的维生素及植物蛋白，对产妇的身体恢复和奶水增加有很大的帮助。蔬菜含有大量的膳食纤维，产后多吃、早吃有利于保持肠道通畅，促进产后排便。产妇坐月子时吃水果有一些注意事项：①水果宜安排在饭后或两餐间，避免增加消化道的负担；②吃的水果不要太凉，刚从冰箱里拿出来的水果，要放在室温环境下过一会儿再吃，也可切成块，用开水烫一下再吃，但是最好不要煮沸，以免破坏水果中的维生素；③吃水果时要注意清洁，彻底清洗干净或去皮后再吃，以免发生腹泻。

2. 不要急于喝催奶汤。很多长辈认为多喝汤能够补充产妇身体里失去的水分，并且快速促进乳汁的分泌。但是现代临床医学认为，产奶的前提是要乳腺导管全部畅通，这样分泌出的乳汁才不会因被堵塞而引起乳房胀痛。因此，产妇产后不要急着喝催奶汤，应该先让宝宝吸吮妈妈的乳房，乳腺导管全部畅通后，再进食汤类。产妇还要注意不要喝过多油腻的汤品，会不断增加产妇身体的脂肪含量，对宝宝也有一定的影响。

3. 红糖水不是越多越好。传统药学认为红糖性温，具有益气、化食的作用。这些说法虽然没有错误，但是也不足以让红糖成为产妇必不可少的营养品。因为红糖具有活血功能，过多食用可能会加重产妇阴道出血的症状。

4.保证膳食平衡，补充多种营养素。我国不同地区饮食差异较大，而且，产妇排恶露、哺乳等个体情况也多有不同，在饮食方面根据个人体质的差异性，应该有所不同。但总体上，产妇坐月子的饮食还是以温补为主，尤其需要注意营养均衡，避免过于油腻，也不要戒油、戒盐过于清淡，应该按照膳食宝塔合理安排饮食。哺乳会消耗母亲身体里的钙、维生素等，因此建议产后妈妈们仍需要补充多种维生素和钙剂，避免缺钙等情况的发生；同时可以科学补充DHA、胆碱、铁等20多种宝宝发育所需营养素，保证和提高母乳的质量。

Q: 坐月子期间应该尽可能多喝汤吗?

产后为了促进哺乳，应多补充水分。不过，新妈妈大多乳腺导管还未完全通畅，不要太急着喝催奶的汤，不然在产后前两三天的涨奶期可能会导致疼痛加剧。建议新妈妈适量饮用较为清淡的汤，产后容易出汗，可在汤中加少许的盐、糖。

有些习俗认为产后不能喝水，喝了水会引起内脏下垂等后果，但现代临床医学在理论方面没有任何依据支持这一说法。其实只是产后前2周喝水不宜过多，正常饮水即可，饮水过多会导致水容量过多，可能会增加心脏和肾脏的负担。

Q: 坐月子期间不能吃水果、凉菜吗?

蔬菜和水果一直都被大家归为生冷的食物，通常被认为会对产妇的胃肠产生不良影响，产妇不宜进食，其实这种说法是错误的。产后可以吃蔬菜，而且要多吃。蔬菜含有大量的膳食纤维，产后早吃、多吃蔬菜有利于保持肠道通畅，促进产后早日排便，还能避免产后痔疮加重，这对产后恢复至关重要。水果和蔬菜含有丰富的维生素，对产妇的身体恢复和奶水增加有很大的帮助。因此产妇坐月子期间，只要水果、蔬菜干净卫生，是可以适量食用的。

由于分娩消耗大量体力，分娩后体内激素水平大大下降，使得产妇代谢降低。因此，中医主张产后宜温，过于生冷的食物不宜多吃。从冰箱里拿出的来水果最好温一温再吃。冰箱里的菜在食用时一定注意食品安全卫生，充分加热，避免细菌过多导致胃肠炎。一些凉拌的菜未经高温消毒，新妈妈产后体质较弱，抵抗力差，容易引起胃肠炎等消化道疾病，还可能引起某些脾胃虚弱者拉肚子，夏季可以少量食用，但注意量不宜多。生食存在寄生虫或细菌难以完全消除的可能，不建议食用。

Q: 坐月子期间能吃辛辣温燥食物吗?

中医理论认为，辛辣温燥食物可助内热，使产妇虚火上升，可能出现口舌生疮、大便秘结或痔疮等症状，也可能通过乳汁使婴儿内热加重。因此，产妇饮食宜清淡，应以软饭、蛋汤等为主。尤其在产后 5 ~ 7 天之内，不要吃过于油腻和麻辣的食物，如大蒜、辣椒、胡椒、茴香、酒、韭菜等。

但是，对于不同地区和人群来讲，根据生活环境和自身体质维持合适的饮食习惯，保持心情舒畅是最重要的。

Q: 坐月子期间产妇日常起居要注意什么？

（1）慎寒温。依据气候与居住环境的温湿度变化，应对产妇穿着的服装与室内使用的电器设备做适当调整，室内温度以25 ～ 26 ℃为宜，湿度以50% ～ 60% 为宜，避免着凉、感冒。但是不宜过热，避免出汗过多。对于不同体质的产妇，可以根据环境情况适当使用电扇、空调，保证妈妈们处于舒适的环境中，尤其需要避免中暑。

（2）适劳逸。产后适度劳动与休息，对恶露的排出、筋骨及身材的恢复很有帮助。产后初始，产妇觉得虚弱、头晕、乏力时，可以适当卧床休息。最初，产妇起床的时间不要超过半小时，等体力逐渐恢复就可以将时间稍稍延长些，但仍以1 ～ 2 小时为限，避免长时间站立或坐姿而导致腰酸、背痛、腿酸、膝踝关节痛。但是产后也要避免长期卧床，否则会增加下肢静脉血栓发生的风险。

（3）勤清洁。产后不能洗头、洗澡的观念已十分落后。目前提倡产妇产后要经常清洗头发、身体，以保持清洁卫生，避免细菌感染。古代由于环境简陋、生活条件差，又没有电器设备，因此对产妇要求较多、较严，有一个月不能洗头、洗澡的限制，但现代人不必如此。产妇洗头、洗澡建议用40 ℃左右的温水，洗完头后要及时用干毛巾擦干头发。

（4）妈妈心情舒畅最重要。产妇们要保持良好的心情，才能增加食欲，确保自己的身体有足够的能量，为宝宝提供更多的营养。

Q: 坐月子期间如何促进骨盆和腹部的恢复？

收腹带选用得好，对于产后松弛腹肌的生理恢复、保持体形，确实可起到极好帮助。特别是对于剖宫产的患者，收腹带可以帮助患者早期下床活动，避免血栓形成。适当使用收腹带对产后子宫、产道快速复旧，促进恶露排净等均具良好作用。但是腹直肌的分离并不能通过收腹带改善，仍需要配合产后锻炼。

产后骨盆松弛十分常见，女性怀孕时荷尔蒙的作用使骨盆扩张。分娩时，骨盆耻骨联合被撑开，扩张和被撑开的骨盆得不到及时恢复，不仅会出现胯部增宽、臀部松弛、屁股增大等形体变化，还会导致腰痛、耻骨痛等诸多问题。对于耻骨分离十分严重的产妇，可以使用骨盆矫正带，对松弛的骨盆和臀部的恢复有帮助。在产后适当时间进行盆底康复和锻炼，也能有效改善盆底和骨盆松弛的症状。

Q: 产后康复就是坐月子吗？

产褥期指胎盘娩出至产妇全身各器官（除乳腺）恢复至未孕状态的一段时间，约 6 周。这期间除了乳房外，其他器官基本恢复到孕前状态。

俗话说的"坐月子"是指孕妇产后用 30 ~ 42 天的时间进行休养，目前西医临床方面对此没有明确的定义。坐月子可以追溯至西汉时期，人们称之为"月内"，距今已有两千多年的历史，为产后必需的仪式性行为。从社会学和医学的角度来看，"坐月子"是协助产妇顺利度过人生生理和心理转折的关键时期。人们俗称的坐月子相当于医学上的产褥期的概念。

Q: 产后康复什么时候开始做最好?

产后康复通常包括产后子宫复旧、盆底康复、形体恢复、母乳喂养、心理及营养等身心康复。产后康复越早越好。产后康复从时间上可延长至产后 1 年。

Q: 产后如何促进子宫复原?

怀孕十个月，子宫肌纤维慢慢被拉长，接近至孕前十倍，产后尽快恢复到孕前水平的这个过程称为子宫复旧。患者在产后可以通过尽早排尿、坚持母乳喂养、口服中西医药物、手法按摩、电刺激或者超声刺激等物理手段来促进子宫复旧。若在分娩时出现肛提肌损伤，则禁止在产后立即进行盆底肌训练，因为这在损伤恢复的早期阶段可能有害。

Q: 产后漏尿、阴道松弛怎么办?

怀孕、分娩这两个过程均会造成产后盆底肌不同程度的松弛，因此可能出现产后漏尿、阴道松弛等。患者可以尽快进行盆底肌功能锻炼来改善上述症状。虽然资料有限，但我们建议对产后 3 个月仍有失禁（大便或小便）和 / 或盆腔器官脱垂的产妇进行盆底肌训练（pelvic floor muscle training, PFMT）。PFMT 可以改善产后 1 年的大小便失禁，但远期（6 ~ 12 年）来看没有改善效果。虽然尚不明确在产后立即开始 PFMT 对产妇的影响，但已证实其可以改善年龄较大女性盆腔器官脱垂的严重程度和症状。

医生通常向具有产后失禁或盆腔器官脱垂症状的女性推荐凯格尔运动，并建议无症状的产妇普遍使用。

Q: 产后怎么锻炼盆底肌？

产妇可以通过产褥操、凯格尔运动等自我锻炼手段，或者去专业医疗机构通过理疗、针灸、盆底肌治疗仪等电刺激方法增强盆底肌功能。

Q: 什么样的睡眠环境对婴儿最好？

照顾婴儿的重点是提供安全的睡眠环境，不安全的睡眠环境会导致婴儿猝死综合征（sudden infant death syndrome, SIDS）。该病的危险因素有：母亲年龄较小、母亲妊娠期吸烟、开始产前检查的时间较晚或未进行产前检查；婴儿为早产儿和／或低体重儿、俯卧位睡姿、在柔软床面上睡觉和／或睡觉时使用寝具（如松软的毯子和枕头）、同床睡觉（在父母床上睡觉）、环境温度过热。

包括早产儿在内的所有婴儿，每次睡觉时均应采取仰卧位，即使婴儿可从仰卧位翻身为俯卧位也要如此，不推荐侧卧睡觉。在出生后1年内，始终应将婴儿置于仰卧睡姿。婴儿在6个月后，SIDS 的风险大幅降低，但未消除。一旦婴儿可在仰卧位和俯卧位间翻转，可允许其保持自己选择的睡姿。然而，在婴儿最早开始翻身时，需注意一个令人担心的问题：翻为俯卧位的婴儿可能无法自主翻转回来，尤其是在柔软寝具上。

坐具（包括汽车安全座椅、婴儿背袋、婴儿车、婴儿摇椅）

不应用于婴儿的常规睡眠。

推荐婴儿与父母同室不同床。婴儿不应睡在父母床上或与父母同睡一张床，不应睡在沙发、躺椅、扶手椅或其他有衬垫的椅子上。鼓励保持至少 6 个月的最低风险睡眠环境，即睡在父母房间内，但不睡在父母床上，并使用专为婴儿设计的婴儿床、摇篮或其他床面，不在床上放置柔软物品和防撞床围。目前，没有科学的、确定的婴儿与父母睡同一房间的最佳持续时间。但一项纳入 4 ~ 9 月龄婴儿的研究显示，婴儿与父母同房睡的时间越长，总睡眠时间越短；最长单次睡眠时间越短，与父母同床的比例越高。

避免过热。婴儿应穿轻薄衣服睡觉，卧室温度应保持在成人穿轻薄衣服时感觉舒适的水平。如果婴儿穿了连脚睡衣，没有必要使用毯子。婴儿不应睡在暖气片或加热器旁，也不应睡于阳光直射下。

Q: 产后多久可以同房?

产后性行为恢复至产前水平的通用标准包括：会阴伤口完全愈合、情感上做好准备、异性夫妻的性行为使用避孕措施。

我们建议在产后 6 周不要在阴道内放置任何东西。通常建议在产后 6 周内复诊，评估会阴情况，并讨论避孕需求。产后 6 周左右，通常恶露和阴道异常分泌物消失，会阴撕裂伤愈合，缝线也已吸收。

Q: 产后多久可以再要个宝宝?

足月活产时：大多数女性的最佳妊娠间隔是 18 ~ 24 个月，若母亲年龄较大和发生过妊娠丢失，需调整间隔时长。世界卫生组织认为，前次活产后，妊娠间隔 18 ~ 24 个月的不良围生期结局相对危险度最低。长妊娠间隔可能增加子痫前期和难产的风险。

母亲年龄较大时：对于年龄较大的女性，妊娠间隔 12 个月或许比 18 个月更可取，因为生育力低下和不孕的风险随年龄增大而逐渐增加，妊娠间隔过短（通常定义为 < 6 个月）也会使相关的妊娠并发症风险增加，包括母亲死亡和重度并发症。很少有数据说明分娩间隔与母亲年龄之间的相互作用，但一项回顾性研究显示，随着母亲年龄增大，早产儿及低体重儿与短妊娠间隔的相关性实际上有所减弱。

早产时：早产可能为特发性或与妊娠并发症有关，如子痫前期、足月前胎膜早破或胎盘早剥。若已发生早产，保证再受孕在 18 ~ 24 个月后可能尤其重要，因为前次早产和妊娠间隔 < 6 个月均是明确的早产危险因素。对于前次分娩为足月产的产妇来讲，妊娠间隔 < 6 个月与妊娠间隔为 18 ~ 23 个月，下一次妊娠的早产绝对风险分别为 5.3% 和 3.3%。

剖宫产后：对于打算剖宫产后阴道试产的女性，需要在剖宫产后等待至少 18 个月再受孕，以便子宫切口充分愈合。较短妊娠间隔，尤其是 < 6 个月时，在阴道试产过程中可能会发生子宫破裂。对于妊娠间隔 < 6 个月且考虑阴道试产的女性，在产前决策时，医生会告知其子宫破裂的风险可能增加，并建议行计划性

再次剖宫产。

自然流产后：自然流产后的受孕时机应取决于患者何时做好准备，尚未发现可降低再次自然流产或不良妊娠结局风险的最短等待时间。但有研究认为，自然流产后 7 个月内受孕会增加下次妊娠时焦虑和抑郁的风险。

死产后：这种情况下，妊娠再发死产的风险升高，但似乎不受妊娠间隔的影响。推荐进行全面检查，包括胎儿尸检和遗传咨询，以确定可能的死产原因。这类女性应该尽量找出死产原因，并处理可改变的死产危险因素（母亲肥胖、吸烟或糖尿病）之后再考虑再次妊娠。

▶▶▶ 第五章

产后抑郁照护

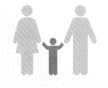

Q: 什么是产后抑郁?

　　产后抑郁的概念在 1968 年首次提出,并被归类于分娩后非典型抑郁症状。美国精神医学学会出版的第 4 版《精神障碍诊断与统计手册》(*The Diagnostic and Statistical Manual of Mental Disorders*)中将产后抑郁定义为无精神疾病史的女性在产后 4 周内出现明显的抑郁症状或伴有典型的抑郁发作,至少持续 2 周,造成产妇严重的功能障碍,通常需要专业治疗。

Q: 为什么会得产后抑郁?

　　产后抑郁是生物 – 心理 – 社会多种因素共同作用的结果。

　　围生期体内内分泌水平发生了剧烈的变化,遗传因素、产科因素等生物因素也是导致产后抑郁的危险因素。

　　社会心理因素同样是造成产后抑郁的重要原因,如生活事件、家庭关系、社会支持、居住环境、意外怀孕等。在中国传统社会文化背景下,婆媳关系是否融洽、出生孩子性别是否满意等也是造成产后抑郁的因素。

　　在睡眠方面,睡眠障碍和抑郁症都是不良妊娠结局的危险因素,并且两个危险因素可相互影响。产后伤口疼痛、婴儿的哭闹声、新角色的变化产生的抑郁情绪等都可能影响产妇的睡眠,而睡眠质量不高、睡眠不足等均与产后抑郁有直接联系。

Q: 如何判断自己是否患有产后抑郁？

产后抑郁的专业诊断需要精神科医生进行。一般采用两步筛查法：第一步量表筛查，临床最常用的是爱丁堡产后抑郁量表；第二步临床定式检查，做出符合相应诊断标准的临床诊断。

产妇或其家人根据产妇生育以后情绪状态和照顾孩子、照顾家庭这方面的心理变化，可以自行做出一个初步判断。比如，生育后感到情绪很低落、没有兴趣、无精打采、困倦、不明原因流泪、激惹，包括看到可爱的孩子也没有愉悦感或疼爱孩子的母性反应，反而会感到照顾孩子很烦恼，有强烈失去希望的感觉；身体上伴有容易疲劳、睡眠紊乱、食欲不振的表现；认知上注意力不集中、健忘和缺乏自信，较严重者可有自尊心降低和自觉无用感。如果有这些综合表现，就提示产妇可能存在抑郁症状，应该及时就诊。

Q: 产后抑郁一般会持续多久？

产后抑郁持续的时间与多种因素有关，如抑郁种类、家庭氛围、产妇心理承受能力和是否积极寻求帮助等，具体持续时间因人而异。

如果产妇有轻度的症状，家人一定要积极开导，耐心地对待和沟通，通常情况下1个月左右可以恢复正常的心态。

但是如果情况较为严重，建议要尽快到正规医院的心理科寻求专业医生帮助，遵医嘱治疗，一般1～2年就可以恢复。

总之，分娩后的女性需要家人的呵护支持，因此家人一定要尽可能对其包容和开导，同时女性要学会解压，多与人沟通，积极面对生活。

Q: 产后 5 个月还会出现产后抑郁吗?

产后抑郁一般发生在产后 6 个月内，之后会慢慢缓解。产后 5 个月仍有可能出现产后抑郁。

不少产妇坐月子期间主要以自己身体的恢复为主，孩子由家人或者月嫂带，但是坐完月子的产妇要逐渐与宝宝熟悉，开始了真正照顾宝宝的生活。生活中的琐事，或者是对宝宝的照顾不熟练，都有可能引发产妇焦虑或抑郁等情绪。

部分女性还会在坐完月子之后，因为身体与生活各方面出现的变化，或者是身体上没有完全恢复好等各种因素，比如身材变化、产后盆底肌恢复问题等，导致产后抑郁情绪的出现。

因此，家人要多给予产妇关爱，帮助产妇适应由坐月子到自己带孩子的过渡期。产妇也应该与家人多沟通，放松心情，保证足够的睡眠，有问题及时就诊。

Q: 产后抑郁严重吗?

产后抑郁的女性生完宝宝后因为体内激素等原因会出现焦虑、悲伤等一系列负面情绪反应。产后抑郁属于一种阶段性的精神障碍，通过正确疏导和周围人群的关怀可逐渐缓解。

也有一部分产妇由于所处环境、身体条件等各方面的原因导致长期处于严重的产后抑郁状态，从而导致产妇乃至婴儿都受到伤害。

目前产后抑郁的治疗分为药物治疗、心理治疗和物理治疗，产妇可以根据自己的情况遵医嘱选择合适的治疗方案。

Q: 多做瑜伽等运动能预防产后抑郁吗？

已经有非常多的科学研究和个人经验表明运动对抑郁的预防、病情改善有积极的帮助。不管是瑜伽还是其他的运动都可以起到这种作用。让身体动起来，根据您的现实条件、喜欢的运动方式和身体状况，选择任何运动方式都可以。动起来才能乐出来。

Q: 多吃什么对产后抑郁有帮助？

有研究关注了饮食方式对抑郁的改善作用，建议多吃蔬菜，尤其是绿叶蔬菜、坚果、浆果、豆类、鱼类，可以将橄榄油作为主要的烹饪用油；建议少吃油炸食品、快餐、精制食物、甜品、碳酸饮料、糖类、黄油、人造奶油。

另外有研究显示，坚持素食可能会增加抑郁的风险，但尚未得出确切的结论。

Q: 多玩游戏能缓解产后抑郁吗？

不一定。如果是适当地玩一玩游戏，让自己有一点独处的空间和时间，可帮助产妇从照顾孩子的辛苦和琐碎状态中稍微休息一会儿，当然有利于调整身心状态，帮助产妇释放压力、缓解抑郁等负面情绪。但如果花在游戏上的时间过多，甚至达到沉迷的程度，可能在结束游戏时产生空虚感和自责感，对情绪调节反而不利。

Q: 产后如何进行自我心理调节？

产妇自我心理调节中很重要的一项原则是允许产妇有自我

调节的空间和时间。

产后女性的身体需要恢复，照料孩子需要很多的时间和精力，整个生活安排都有新的变化。可能有很多产后的妈妈只忙着照顾孩子，忽略了这个时候也要分出一点点时间和空间来帮助自己进行身心状态的调节。产妇和家人都应该先对产妇做这样的"允许"，妈妈的健康也同样重要。

运动，运动能增强体质，同时对抑郁、焦虑、烦躁等负面情绪都会有缓解。

音乐，对调整情绪的作用也得到了科学研究的支持。当感到心情特别沉闷的时候，可以听曲调稍微欢快一些的曲子；如果感到心情特别烦躁、静不下心来，可以听舒缓一些的音乐。

Q: 什么情况下需要接受心理治疗？

其实什么时候都可以，心理治疗是一个可以帮助增加自我了解、获得个人成长的方法。

当出现以下情况的时候，表示产妇更加需要心理治疗的帮助：感受到持续的心情不好或者烦躁，有时控制不住脾气，责备自己，感到前途灰暗，用了很多方法都很难从情绪不好的状态中恢复，或者周围很难有人能够给予产妇需要的理解和支持。

Q: 心理治疗就是催眠吗？

不是。催眠只是心理治疗中可能会使用到的方法之一。心理治疗有很多种不同的治疗流派，而不同的治疗流派有不同的理论基础和操作方法。实际上，许多治疗师在心理治疗的过程中，并不采用这个特定的方法。

Q: 心理治疗能有效吗？只是说说话就能管用吗？

是的，说说话真的会管用。心理治疗的过程是一种特别的人际互动，并非朋友间的聊天。心理治疗师需要经过系统且严格的训练，除了要具备丰富的理论知识，还要进行自我体验、专业实践，并接受有经验的治疗者的督导。心理治疗可以激发和调动来访者（接受心理治疗的人）改善的动机和潜能，促进人格的成熟和发展。

Q: 如何获得专业的心理治疗？

目前，许多综合医院开设的心理科或精神科，以及精神心理专科医院均设有心理治疗的专业门诊，患者可以在就近的医院进行挂号咨询，可根据心理治疗师进行心理治疗的时长和背景、理论取向、主要工作领域或服务对象、工作年限等选择觉得合适的治疗师。

Q: 如何选择治疗产后抑郁的专家？

心理治疗手段一般在医院的官方网站或公众号，都会有科室专家的简介，可以通过专家简介中的"主要专长""擅长领域"等进行查询和选择。另外，到产科就诊的时候，也可以请产科医生推荐经常合作的精神心理科医生。

Q: 心理治疗有哪些种类？

心理治疗手段比较主流的包括认知行为治疗、人际心理治疗、精神动力学治疗、家庭与婚姻治疗、团体治疗。另外也有些新兴的治疗手段，包括网络心理治疗、基于电话的心理治疗。

Q: 心理治疗可以医保报销吗？

在很多城市心理治疗费用是可以报销的。但是关于具体情况和政策，需要咨询所在城市的医保机构，不同的地方实际的报销政策不同。例如，在北京，心理治疗已经纳入医保报销范围，包括个体心理治疗、团体心理治疗、家庭心理治疗等。

Q: 去做心理治疗，要做什么准备呢？

最重要的准备是开放的心态和愿意改变的决心。心理治疗是一段特殊的旅程，患者在治疗师的陪伴下探索自己，从而获得成长。成长自然是漫长的过程，而且可能是痛苦的，要跟过去熟悉的但可能在当下已经不适合的处理困难的方式告别，从某种意义上来说，就好像是一场心灵的手术。

Q: 心理治疗要做多久？

心理治疗疗程因人而异，有短期也有长期的。根据每个人的治疗目标和期待、咨询师的理论流派，心理治疗的时间长短差异很大。短期的心理治疗可以是 6 ~ 10 次，长期的心理治疗则可能长达几年或者更久。治疗频率多数是 1 周 1 次，但有些治疗流派（如传统的精神分析流派）可能需要每周几次的治疗。

Q: 产后抑郁一定要接受药物治疗吗？

不一定，很多产妇的抑郁程度并不严重，只是一过性的。可能随着时间的推移，随着产妇对新的生活状态的适应，随着整个家庭对新生命到来的不断调整与适应，产妇的情绪会逐渐改善。

Q: 什么时候需要接受药物治疗？

产妇如果情绪状态持续欠佳，日常的生活也因为情绪不好而受到明显影响，难以照顾自己和孩子，甚至有特别悲观的想法，经常说一些消极的词语，比如说"生活没有意思""不想活了"等，或者有过轻生的举动的时候，需要考虑药物治疗。

Q: 常用的抗抑郁药有哪些？

比较常用的抗抑郁药物，有以下几种。

（1）选择性 5- 羟色胺再摄取抑制剂：氟西汀、舍曲林、帕罗西汀、西酞普兰和艾司西酞普兰等。

（2）选择性 5- 羟色胺和去甲肾上腺素再摄取抑制剂：文拉法辛、度洛西汀等。

（3）去甲肾上腺素和特异性 5- 羟色胺能抗抑郁剂：米氮平。

（4）去甲肾上腺素和多巴胺再摄取抑制剂：安非他酮。

（5）其他新型抗抑郁剂：阿戈美拉汀。

Q: 抗抑郁药的安全性怎么样？

大部分新型抗抑郁药物的安全性都比较好，药物说明书显示，有些药物即使在过量使用的情况下，也没有观察到严重不良反应。

Q: 抗抑郁药物通常会有什么不良反应?

抗抑郁药物最为常见的不良反应是胃肠道反应,包括恶心、呕吐等,但一般是一过性的,随着身体对药物的耐受,可能 1 ~ 2 周会逐渐改善或消失。另外比较常见的不良反应为激活作用或者坐立不安,一般也是在早期出现,多数是一过性的。如果坐立不安比较明显,医生会短期、小剂量地使用安定类药物帮助患者缓解。

Q: 服用抗抑郁药物的特别注意事项有哪些?

注意定期复诊,复诊的时候把您服药后的变化告诉医生,医生根据您的病情变化来决定药物剂量和种类的调整。个别患者在服药早期烦躁更加突出,如果这种情况在出现后逐渐改善,可以不用担心,是一过性的反应。如果这种情况十分严重,患者感觉到坐立不安,建议及时到医院复诊。

Q: 服用抗抑郁药物的时候有什么忌口吗?

服用抗抑郁药物时没有什么特殊的"忌口",但酒精和烟草都可能对药物代谢产生干扰,会影响药物在体内的浓度。

Q: 要接受多久的药物治疗才能明显好转?

抗抑郁药物平均起效时间为 2 ~ 4 周,但个体差异性比较大。实际上,在部分患者体内起效很快,有的在 1 周左右就能获得改善。所以,当接受药物治疗后,需要耐心等待一段时间,调节情绪类的药物目前无法"立竿见影"。

Q: 抗抑郁药物吃了就不能停吗？会不会成瘾？

抗抑郁药物没有成瘾性。抗抑郁药物跟很多其他类型的药物一样，是有治疗疗程的，完成急性期、巩固期、维持期的治疗后，就可以在专业医生的指导下逐渐减量至停药。

Q: 抗抑郁药物里有没有激素？

没有。抗抑郁药物与激素属于完全不同的药物分类，二者的具体成分、作用机制完全不同。

Q: 抗抑郁药物对大脑有什么影响吗？会不会让人变笨？

是抑郁症本身而不是抗抑郁药物影响您的大脑健康。比如有研究显示，抑郁症患者的海马体（大脑中的一个重要部位，对学习、认知和记忆整合至关重要）活动水平降低。抑郁症还可能与神经发生减少、神经元减少等有关，患者自己也会体会到注意力不集中、记忆力下降。而有些抗抑郁药物可以帮助改善大脑的认知功能。

Q: 吃抗抑郁药的时候可以哺乳吗？

可以明确的是，这类药物会通过乳汁分泌进入到婴儿体内。对于不同的病例，需要认真权衡母乳喂养对于母亲和婴儿的收益，以及婴儿暴露于药物的风险。因此，服用抗抑郁药期间是否哺乳需要医生和患者及其家属共同协商，选择适合的方案。

Q: 怀孕期间能吃抗抑郁药吗？

孕期服用抗抑郁药物并不是特别少见的情况。美国大约10%

的女性在孕期某个阶段会使用抗抑郁药物。抑郁症如果不治疗的话，对母亲和胎儿或新生儿可造成危害。但是，对于每个个体，孕期是否要开始或者维持抗抑郁药物治疗，还需和产科医生、精神心理科医生进行详细咨询，权衡利弊，制订适合的治疗方案和监测方案。

Q: 产后抑郁会影响身体健康吗?

女性在怀孕期间及产后生理和心理都经受着巨大转变，这是女性一生中关键的转折点，也是生理、心理最脆弱的时期，因此要警惕女性产后抑郁的发生。

产后抑郁症作为最常见的分娩后并发症，占产后女性的13% ~ 19%。以美国为例，每年患产后抑郁的妇女有 50 万，而未被发现者达 50%。

患有抑郁症的产后女性或者有产后抑郁倾向的女性，时常表现为情绪上起伏波动较大，对身边的事情非常敏感，时而激动，时而淡漠。此外，还会感到疲劳、食欲不佳、兴趣缺乏、易激惹、难以集中注意力、失眠、精力下降及哭泣等，严重者还会有自杀倾向。产后抑郁还会伴随睡眠障碍、人际交流能力减退等，不但会影响产妇的健康，而且还影响婴儿的认知和语言发展，对婚姻、家庭和社会造成伤害。

Q: 产后抑郁跟喂奶有关系吗?

有研究发现焦虑和抑郁的母亲处于过度应激状态，下丘脑 - 垂体功能受到影响，催产素的释放受到抑制，低水平的催产素也会抑制催乳素水平。我们知道催产素和催乳素有促使乳汁生成的作用，所以产后抑郁可能会导致母乳分泌启动延迟、母乳分泌量下降等问题，使母乳喂养面临困难，甚至提前断乳。哺乳过程可以有效减少不良心理和情感疾病，因此积极进行母乳喂养，与宝宝建立良好的亲子关系是产后保持心情愉快、保持泌乳的有效措施。

Q: 产后抑郁会引起关节疼痛吗？

产后抑郁对身体的伤害是巨大的，但是产后抑郁不是导致某些产妇关节疼痛最直接的原因。

产妇在生完宝宝后，身体内的激素水平会发生很大的改变，导致关节松弛，并且在给宝宝喂奶的过程中，姿势的不正确或者长期保持一个姿势都会导致关节疼痛，主要疼痛部位在手腕和胳膊肘。

在月子里受到风寒也会导致产后风湿性关节疼痛。产妇缺钙也是导致关节疼痛的主要原因。据统计，大部分的孕妇在产后都会出现缺钙的问题。哺乳期钙元素大量流失，没有得到及时补充就会感到关节异常。

Q: 产后抑郁会影响宝宝吗？

产后抑郁对宝宝造成的危害不容忽视。产后抑郁是一种常见的心理健康问题，会给产妇及其家人带来痛苦和严重的负面影响。母婴连接是指母亲和婴儿间的情绪纽带，它取决于母婴间躯体接触、婴儿的行为和母亲的情绪反应性。

产后抑郁这种情感障碍往往会对孩子造成不良影响，比如母婴互动减少，宝宝不安全感更高，增加宝宝患多动症、自闭症的风险，严重者会有伤害婴儿的行为。

Q: 产后抑郁治疗好转后还会复发吗?

产后抑郁一般在产后 3 ~ 6 个月症状逐渐缓解，预后良好，约 2/3 患者可以在一年内康复。再次妊娠则最高有 50% 的复发率。复发的原因主要有：家庭关系不和睦、产妇本身有心理疾病、产妇性格比较内向、不善于表达、性格比较敏感等。

Q: 产妇如何与家人有效沟通?

产后会有很多社会关系存在，比如在中国文化背景下，宝宝一出生，婆媳相处会增多，需要有一定适应、磨合的过程。年轻爸妈在有自己的宝宝后也会遇到很多问题，所以在特殊的环境中有效沟通很重要。

首先，有效沟通需要倾听，而倾听的重点是弄明白对方的想法，一方面是了解对方的过程；另一方面，就事论事，复杂的事情简单化，可以减少不必要的沟通障碍。

其次，有效沟通需要回应，听清楚对方想表达的意思，然后再表达自己的想法，多站在对方的角度想为什么他会那么做，那么想，最终目的是解决问题，达成一致。

最后，有效沟通需要采取有效沟通的技巧，选择合适的沟通时机。人的精力有限，总有高峰和低谷，夫妻之间选择沟通的时机最好避开对方的疲惫期、身体状态不佳或心情低落期，应该选择对方身心状态都比较好的时间去沟通，容易达成期待的效果。

Q: 如何让伴侣知道自己需要的东西？

由于双方文化素质、生活经历、观察问题的角度和处理问题的方式不同，遇到生活问题时难免会持不同的想法。因此想让伴侣知道自己的想法，需要注意的是切忌冷战，切忌让对方去猜测。特别是妻子一般会采取让对方猜自己心思的方式，猜到了证明对方爱自己，没猜到或者忘了就证明对方不爱自己了，最终伤心冷战，其实这是误区。

不要想当然地认为对方应该了解自己的想法。夫妻双方心有灵犀是建立在双方一起经历了很多事情，达到了一定程度的磨合后才有的质变，而这个磨合期是夫妻双方都需要经历的过程。我们可以勇敢且巧妙地表达自己的需求，比如"我很累，能帮我一下吗？""我想让你怎么怎么做……"这样表达不仅让丈夫知道了妻子很累、很需要自己，还能明白妻子想让自己怎么做，照着做就可以，避免了夫妻之间不必要的矛盾。

Q: 如何获得帮助和支持？

产后产妇是比较忙碌的，而且身体是比较虚弱的，这个时候一定要得到社会支持。社会支持是实现产妇克服困难的有效资源，可以帮助产妇提高自信，缓解产后护理过程中的压力及负担。产妇通常可以通过社会支撑获得的资源有信息、情感和物质。

信息支持。产妇可以通过与其他产后妈妈讨教经验来了解有效的育儿方法，还可以通过书籍、网络了解在产后如何做好母亲的角色及如何正确护理宝宝。

情感支持。产妇的家属要给予产妇及时的关心和关爱，帮助产妇做好角色转换的过渡，可以陪伴产妇出去走走，呼吸呼吸新鲜空气。

物质支持。产后护理包括产妇本人的护理和新生儿的护理，家属需要给产妇护理提供充足的物质保证，提供充足的营养，确保产妇及新生儿身体所需。

Q: 妻子患上产后抑郁，丈夫该怎么办?

有研究证明，在中国文化背景下，产后抑郁除了激素水平的变化，还有社会心理因素，而对于社会心理因素，对症治疗是很有效的干预方法。夫妻关系就是关键的影响因素之一，比如夫妻分居或关系紧张、生活困难，以及缺乏丈夫的参与、关心和支持等都是产妇的刺激源。

因此，丈夫需要角色转换，不仅要做好丈夫的角色，也要做好父亲的角色。真正关心妻子，让她保持良好的心态，分担家务，跟产妇一起学习带娃，共同经历、共同寻找解决办法。若产后抑郁症状越来越严重，则需要带妻子到正规的医院精神科就诊，寻求正规的治疗。

Q: 妻子还能回到从前的状态吗?

产后抑郁症是比较常见的。女性生产之后，由于面临激素水平、社会角色、家庭角色改变会带来身体、情绪、心理等一系列变化。除此之外，产妇无法适应妈妈的角色及产后照顾孩子而无法充分休息，都会带来情绪波动，但很多人随着时间推移，随着对新身份、新生活的适应，情绪状态也会逐渐改善。产后抑郁一般在分娩后 1～2 年会慢慢自愈。

Q: 丈夫如何提供高质量的陪伴？

一个家庭的和谐与美满，丈夫和妻子定期沟通和高质量的陪伴非常重要，尤其是在分娩后这个非常时期。

良言一句三冬暖，恶语伤人六月寒。语言是人类最有影响力的工具。

首先，新手爸妈缺乏育儿经验，面对生活中的众多问题时，难免会抱怨、指责。因为不论丈夫的出发点多么好，道理多么正确，其实都在传递：我不喜欢你现在的样子，你应该怎么怎么做。这样的举动本身就会让人抗拒，此时，不如对妻子、孩子说正向、鼓励的话，不如改为"别着急，我跟你一起收拾家务"或"小宝宝又哭闹啦，我来抱抱"。

其次，生活中，丈夫要看到妻子本身，而不是只看到妻子为人妻和为人母的功能价值。打个比方，"多喝点鱼汤，下奶"这句话，完全把妻子想象成一个产奶的工具，没有考虑妻子生生灌下去这一碗油汤的感受。虽然妻子也愿意为了孩子多喝点，但是丈夫这么一说，似乎只在乎孩子不在乎妻子。因此，要真正关心妻子，换位思考，了解妻子的感受。

高质量的陪伴不光需要给予语言上的温暖，行动最重要。产后的女性需要维持很长一段时间的带娃期，这段时间需要丈夫多花时间陪伴孩子、陪伴妻子，多花些心思跟孩子一起互动，让妻子感受到"小家"的温暖和丈夫的爱。

▶ ▶ ▶ 第六章

新生儿照护

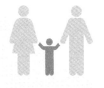

🅠 新生儿根据孕周如何划分？

按孕周可把新生儿分为早产儿、足月儿、过期产儿。

早产儿：指满 28 周但不满 37 周出生的新生儿。其各器官发育不够成熟，易体温不稳定、喂养困难、感染、低血糖、高胆红素血症、颅内出血和呼吸困难等。

足月儿：指满 37 周但不满 42 周出生的新生儿。

过期产儿：指满 42 周后出生的新生儿。其易发生宫内窒息、难产、产伤、胎粪污染羊水、胎粪吸入综合征及低血糖等。

🅠 新生儿根据体重如何划分？

按出生体重把新生儿分为正常体重儿、低体重儿、巨大儿、极低体重儿、超低体重儿。

正常体重儿：2500 g ≤出生体重< 4000 g。

低体重儿：出生体重< 2500 g。早产儿多数属于此类，足月低体重儿多为宫内营养不良。低体重儿易发生体温不升、低血糖、红细胞增多症及高胆红素血症等。其中早产适于胎龄儿为出生体重小于同一孕周的第 10 百分位以下者，早产大于胎龄儿为出生体重大于同一孕周的第 90 百分位以上者。

巨大儿：出生体重≥ 4000 g。巨大儿易发生难产、窒息、产伤及低血糖等。

极低体重儿：体重低于 1500 g。

超低体重儿：体重低于 1000 g。

Q: 如何观察新生儿大便

绝大多数新生儿在出生 24 小时内排胎便，2～3 天胎便排尽，大便的颜色会经历出生时的墨绿色、黄绿色、黄色的转变。胎便排尽后的大便，母乳喂养儿为金黄色稀糊便，有奶瓣（小米粒大、乳白色的颗粒），5～6 次／日；人工喂养儿为淡黄色，较母乳喂养干，奶瓣颗粒也大，次数较母乳喂养儿略少。由于新生儿有口肠反射，嘴一吸吮，肠子就开始蠕动，因此常一吃奶就排便。有些新生儿数日无排便，但食欲正常，无便秘表现（哭闹、大便干或为大颗粒状、吃奶差、腹胀，甚至呕吐）者无须特殊处理。新生儿如出现水样便、脓血便、白色便（陶土色便）、柏油样便等，应及时到儿科就诊。

Q: 如何观察新生儿小便？

新生儿一般出生后 2～3 日尿量较少，每日仅有 2～3 次，以后逐渐增加，一周后日排尿可达 10～20 次。新生儿出生 2～5 日如入量不足，可出现红色尿，这与白细胞分解多、尿酸盐排泄增加和小便少有关。

Q: 如何护理新生儿臀部？

新生儿的臀部皮肤娇嫩，需要特殊护理。新生儿的臀部护理应勤换尿布，每次换尿布后可涂上护臀霜或植物油，以防红臀和尿布皮炎。如新生儿发生红臀和尿布皮炎，可涂 20% 的鞣酸软膏或在医生的指导下用红霉素软膏。

Q: 哪些新生儿出生后容易发生低血糖?

低血糖高危儿包括：巨大儿、低体重儿、早产儿、过期产儿、窒息儿、新生儿红细胞增多症患儿、母亲为糖尿病者、母亲产程中用了大量葡萄糖（每小时超过 75 g）的新生儿。

以上新生儿出生后需要监测血糖，如果血糖＜ 2.2 mmol/L 则需要积极治疗。

Q: 妊娠合并糖尿病孕妇的宝宝需要注意什么?

新生儿出生时应抽血化验，进行血糖、胰岛素、胆红素、血细胞比容、血红蛋白、钙、磷、镁的测定。无论婴儿出生时状况如何，均应被视为高危新生儿。尤其是孕期血糖控制不佳者的新生儿，需给予监护，监测血糖情况，注意保暖和吸氧，重点预防新生儿低血糖，应在开奶的同时定期滴服葡萄糖液。

Q: 什么是新生儿发热?

新生儿发热是新生儿的体温＞ 37.2℃。

测量新生儿体温应在其完全安静的状态下测量，不要在新生儿哭时测量，不要将其抱在身上测量，也不要在哺乳时及刚哺乳完进行。

如新生儿体温测出值＜ 36.5 ℃，应重新测一次，以防测量不正确而导致读数低的可能。

测量不正确的原因通常有：没把体温计夹紧、体温计的水银部分未被全部夹在皮肤中间、体温计的水银部分被夹在衣服上。

Q: 为什么新生儿会发热?

新生儿发热的原因主要有两点。

（1）脱水热：新生儿需水量大，过度保暖使水分丧失增加，或水分摄入不足。

（2）新生儿感染性疾病。

Q: 新生儿发热怎么办?

一旦发现新生儿发热，需要及时处理。

解开包被，如体温＞ 38.5 ℃，可给新生儿洗热水澡降温。

如物理降温无效，可给予 5% ~ 10% 的葡萄糖 10 ~ 20 mL/kg 口服，或输注 5% ~ 10% 的葡萄糖 60 ~ 70 mL/kg。如输完液体后热退则为脱水热，否则新生儿可能为感染性疾病，应进一步检查和治疗，必要时需要到儿科病房住院治疗。

Q: 新生儿会出现哪些眼部问题?

新生儿出生后抵抗力低，需要特殊关注眼睛情况，一旦发现异常，要及时处理，必要时进行治疗。新生儿常见眼部问题如下。

急性卡他性结膜炎：为细菌感染，表现为结膜充血水肿，常有黏液脓性分泌物，睡眠时可结痂；可用抗生素眼药水或眼药膏护理，如妥布霉素眼药水 4 ~ 6 小时滴一次，连续滴眼 5 ~ 7 天，或红霉素眼膏 8 ~ 12 小时外涂一次，如 3 天无效果，到眼科就诊。

化脓性眼内炎：为化脓性细菌感染，淋病双球菌感染属于此类，表现为结膜充血，眼睑肿胀，球结膜水肿，排大量黄色稠脓，有时形成假膜。这种情况发生时，应对脓液做涂片、细菌培养及药敏试验，以选择对细菌敏感的药物进行治疗。

衣原体性结膜炎：为母体产道直接传染，潜伏期为 5 ~ 13 天，若新生儿出生 5 天后发病，应考虑本病的可能。红霉素眼膏对该病有很好的效果，可同时口服红霉素或阿奇霉素。

泪囊炎：为鼻泪管下端残膜在发育过程中不退缩或开口处被上皮碎屑所堵塞而引起的泪囊细菌感染。其表现有溢泪，眼分泌物增加，内眦部皮肤有时充血、压迫泪囊区有黏液脓性分泌物溢出。该病常采取保守疗法治疗，如滴用抗生素眼药水，同时向鼻泪管方向对泪囊进行按摩。如此法无效可行泪道冲洗，甚至行泪道探通术。

Q: 什么是新生儿毒性红斑?

新生儿毒性红斑指新生儿出生后皮肤出现红斑，通常在出生后 24 ~ 48 小时发生，大小不等，数目可多可少，有时红斑上可出现略带黄色的丘疹，皮疹约持续 1 周，原因不清。

Q: 新生儿毒性红斑如何处理?

大部分新生儿毒性红斑无须特殊处理。也可局部应用品质好的护臀霜或氧化锌软膏。如新生儿皮肤有糜烂或皲裂，可用红霉素眼膏 8 ~ 12 小时外涂一次，预防感染。

Q: 什么是新生儿脓疱疮?

新生儿脓疱疮是由金黄色葡萄球菌侵入皮肤引起的;多发生于新生儿出生后 4 ~ 10 天;发病急,传染性强,可造成流行。

其典型表现为在面、躯干和四肢(特别是皱折处)突发大脓疱,大小不等;或者周围有红晕围绕的薄壁水疱、脓疱,疱液初呈淡黄色而清澈,1 ~ 2 天后,部分疱液变浑浊。脓疱破后露出鲜红色湿润的糜烂面,上附薄的黄痂,可有渗血。该病发病初期无全身症状,以后可有发热和腹泻,易并发败血症、肺炎或脑膜炎等。

Q: 新生儿脓疱疮如何处理?

对发生新生儿脓疱疮的患儿,需要注意新生儿一般情况,监测体温,查新生儿血常规、生化及 C 反应蛋白。

局部治疗:用无菌注射器将脓液抽出并做脓液培养,用酒精棉签将疱壁剥除,再涂莫匹罗星,必要时做血培养。

全身治疗:及早给予有效的抗生素,并隔离患儿,用浓度较低的高锰酸钾溶液洗浴,每日更换衣服,嘱家属用烫开水消毒衣服。

Q: 什么是新生儿咽下综合征?

新生儿咽下综合征是指因胎儿吞入羊水过多,刺激胃黏膜,导致胃酸及黏液分泌亢进而引起呕吐。患儿常于出生后不久开始呕吐,吐出物为泡沫黏液状,有时含咖啡色血样物,可有恶心、食欲差。

Q: 新生儿咽下综合征如何处理？

一般新生儿咽下综合征不需要特殊处理，特别是轻者，多不需治疗，1～2 日可自愈。也可用 5% 的碳酸氢钠溶液 6～8 mL 温开水稀释 2 倍口服。呕吐严重患儿可用 1% 的碳酸氢钠溶液洗胃 1～3 次，同时注意新生儿血糖及水、电解质平衡，必要时应经静脉补充液体。

Q: 什么是新生儿溢奶？

溢奶（漾奶）是婴儿常见的现象，这不是消化有问题，也不是因为吃多了，而是与婴儿消化道尚未发育成熟及解剖特点有关。溢奶时婴儿常无痛苦表现，精神良好，食欲也好。其发生的时间与哺乳的时间无关。

Q: 新生儿溢奶了怎么办？

减少新生儿溢奶的方法：尽可能让婴儿少吃入空气，每次喂奶后可竖抱孩子轻拍后背，帮助其把咽下的空气排出；溢奶较严重的婴儿睡觉时可采取半卧位（倾斜度为 45°）。

溢奶时应让婴儿侧卧，让口咽部的奶流出，防止奶汁被误吸入呼吸道，引起窒息。

Q: 什么是新生儿黄疸？

新生儿出生后都会发生一过性的皮肤发黄，叫作新生儿黄疸。如果黄疸较轻，生理性黄疸可以自行消退，不需特殊处理，但是如果黄疸严重则需要注意，必要时到儿科进一步治疗。需警惕病理性黄疸：新生儿出生后 24 小时内出现黄疸，总胆红素 > 102 μmol/L（6 mg/ dL）；足月儿总胆红素 > 220.6 μmmol/L（12.9 mg/dL），早产儿总胆红素 > 256 μmol/L（15 mg/dL）；血清结合胆红素 > 34 μmol/L（2 mg/dL）；总胆红素每天上升 > 85 μmmol/L（5 mg/dL）；黄疸持续时间较长，足月儿 > 2 周，早产儿 > 4 周，或退而复现。

Q: 新生儿黄疸有哪些病因?

新生儿发生黄疸的原因主要有以下几个方面。

病史：分娩过程（分娩方式、有无难产史，是否用过催产素、镇静剂或麻醉剂及输注葡萄糖等）。

个人史：是否为早产儿、低体重儿或糖尿病母亲的婴儿。

家族史：母亲妊娠史（胎次，有无流产、死胎和输血史，妊娠并发症，产前有无感染和羊膜早破）、同胞兄妹有无黄疸史或家族史、父母血型不合。

生后情况：喂养方式（母乳、人工喂养），新生儿食欲、呕吐、粪便排出情况，尿和粪便颜色、体重增长情况。

Q: 如何自我大致判断黄疸的原因?

不同原因的黄疸，会有不同的临床特点。

生后 24 小时内出现明显黄疸，应考虑新生儿 Rh 或 ABO 血型不合溶血病。

生后 2 ~ 3 天出现黄疸，胆红素水平超过生理范围内，多由围生因素所致。

生后出现黄疸或 4 ~ 5 天后明显加重，多考虑有感染或胎粪排出延迟。

生理性黄疸期已过，若黄疸持续不退或加深，应考虑晚发性母乳性黄疸、感染性疾病、球形红细胞增多症、甲状腺功能减退等疾病；若伴随尿黄、粪便发白，应考虑新生儿肝炎、遗传代谢性肝病、胆管闭锁或狭窄、胆汁黏稠综合征等。

▶▶▶ 第七章

母乳喂养

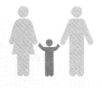

Q: 关于母乳喂养，我们需要知道什么？

世界卫生组织和联合国儿童基金会联合倡议：妈妈们至少纯母乳喂养 6 个月，并在添加辅食的基础上坚持哺乳 24 个月以上。

每年 5 月 20 日为"母乳喂养日"。

每年 8 月的第 1 周为"世界母乳喂养周"。

Q: 什么是促进母乳喂养成功的十项措施？

（1）有书面的母乳喂养政策，并常规地传达到全体卫生人员。

（2）对全体卫生人员进行必要的技术培训，使其能实施有关规定。

（3）把有关母乳喂养的好处及处理方法告诉所有的孕妇。

（4）帮助母亲在产后半小时内开始母乳喂养。

（5）指导母亲如何喂奶，以及在其与婴儿分开的情况下如何保持泌乳。

（6）除母乳外，禁止给新生儿喂任何食物或饮料，除非有医学指征。

（7）实行 24 小时母婴同室。

（8）鼓励按需哺乳。

（9）不要给母乳喂养的婴儿吸橡皮奶头，或使用奶头作安慰物。

（10）促进母乳喂养支持组织的建立，并将出院的母亲转给这些组织。

Q: 什么是国际母乳代用品销售守则?

国际母乳代用品销售守则包括十项内容。

（1）禁止对公众进行代乳品、奶瓶或橡皮奶头的广告宣传。

（2）禁止向母亲免费提供代乳品样品。

（3）禁止在卫生保健机构中使用这些产品。

（4）禁止公司向母亲推销这些产品。

（5）禁止向卫生保健工作者赠送礼品或样品。

（6）禁止以文字或图画等形式宣传人工喂养，包括在产品标签上印婴儿的图片。

（7）向卫生保健工作者提供的资料必须具有科学性和真实性。

（8）有关人工喂养的所有资料（包括产品标签）都应该说明母乳喂养的优点及人工喂养的代价与危害。

（9）不适当的产品，如加糖炼奶，不应推销给母亲。

（10）所有的食品必须是高质量的，同时要考虑到使用这些食品的国家的气候条件及储存条件。

Q: 什么是母婴同室?

母婴同室是指母婴24小时在一起,每天分开的时间不超过1小时。

母婴同室是十分重要的，其重要性包括：母婴同室可保证按需哺乳，促进乳汁分泌，增加母子感情。母婴同室有助于母亲学习母乳喂养的知识，保证6个月纯母乳喂养。

为了保证母婴同室，产科病房设陪床并允许探视。但是需要注意，患有上呼吸道感染、皮肤感染、腹泻等疾病的家属不能陪床，不要进入母婴同室病房。每位陪床要相对固定一个健康的家属，不应过频繁地更换人员。10岁以下的儿童禁止进入病房。禁止吸烟、禁止随地吐痰，不随便触摸新生儿。不要将奶瓶、奶粉带入病房。

Q: 什么是按需哺乳？

按需哺乳是指当孩子饿了或母亲乳房胀了就应喂哺。喂奶的次数和间隔时间不受限制。

按需哺乳十分重要，按需哺乳能保证婴儿生长发育的需要，频繁有效的吸吮能刺激泌乳素的分泌，加速产后子宫的复旧，并且预防乳胀。

Q: 母乳喂养有哪些好处？

母乳喂养的优点体现在以下几个方面。

母乳喂养有助于婴儿消化吸收，有利于预防疾病，使婴儿免受疾病感染。

母乳喂养还可以减少产妇产后出血，有利于泌乳、避孕及母亲的产后复旧。

对婴儿：提供婴儿最需要的营养、保护，促进发育、促进母子感情。

对母亲：帮助母亲恢复产后健康、促进母子感情。

对家庭：安全、卫生、经济、方便、省心。

对社会：母乳喂养有利于提高全民身体素质。母乳喂养的母亲对婴儿慈爱，有助于小儿智力、社交能力的发育，有助于家庭和睦、社会安定。

Q: 人工喂养有哪些缺点?

人工喂养会干扰母婴结合。

人工喂养导致婴儿腹泻及呼吸道感染较多。

人工喂养易过敏。

人工喂养使婴儿患某些成年人慢性疾病的危险增加,容易造成婴儿或婴儿成年后体重超重。

人工喂养会增加家庭经济负担。

Q: 什么情况下建议进行人工喂养?

即使婴儿不能直接吸吮,这种情况下,母乳仍是首选,但是有些情况需要进行人工喂养:

婴儿低血糖/脱水等,需要对症治疗;

婴儿患有不能接受母乳或其他代乳品的代谢性疾病,需要人工喂养特殊配方奶粉;

婴儿无法得到母乳(母婴分离),或产妇因身体状况而不建议母乳喂养者;

母亲需要使用哺乳禁忌药物或母亲存在可通过母婴传播的某些传染病。

Q: 早接触、早开奶、早吸吮有什么作用?

早接触:母婴早期皮肤接触能够提高婴儿组织系统化,改善温度调节、呼吸、血氧饱和度,减少呼吸暂停和心动过缓,增加母乳产量,加快婴儿体重增加。

早开奶：可以促进母乳喂养的成功。

早开奶、早吸吮：可以在分娩后促进下丘脑释放催产素，刺激子宫收缩，减少产后出血。

早吸吮：可强化婴儿的吸吮能力；促进泌乳素分泌，产生泌乳反射，促进乳汁分泌；可增加母子之间的感情，促进母乳喂养。

初乳富含蛋白质和抗体，可提高婴儿抵抗力，促进胎便的排出，减少新生儿黄疸的发生。

Q: 什么是正确的哺乳姿势？

母亲放松。孩子身体贴近母亲，脸向着乳房，鼻子对着乳头。孩子的头与身体呈直线。孩子下颌紧贴母亲乳房。如是新生儿，则母亲应用手托住其臀部。婴儿嘴张大，下唇外翻，舌呈勺状环绕乳房，面颊鼓起呈圆形，可见到上方的乳晕比下方多，婴儿有慢而深的吸吮，有吞咽动作和声音。

Q: 如果喂奶姿势不对会怎么样？

喂奶姿势不对，会造成母亲乳头疼痛或皲裂；婴儿不能有效地吸出乳汁而导致乳胀；乳汁没有很好排空，可导致乳汁产量减少。

对于婴儿，喂奶姿势不对，不便婴儿吸吮，会使婴儿吃奶时间长，哭闹；婴儿吃不到足够奶，可能受挫，以至于拒奶；婴儿衔乳差，看起来似乎母乳不足，最终导致母乳喂养失败。

Q: 如何保证母乳喂养的成功?

妈妈应该坚定母乳喂养的信心,得到家庭和社会的支持。妈妈需要注意孕期和哺乳期的营养,孕检时发现乳头异常立即纠正。产后做到早接触、早吸吮、早开奶,同时产后母婴同室并按需哺乳,勤吸吮。喂奶的时间和次数由婴儿决定。

婴儿的饥饿表现有:张嘴寻找乳房;发出吸吮动作或响声,如咂嘴唇、伸舌头、吃手;转头寻找乳头;烦躁,哭闹。发现婴儿有以上表现就需要喂奶了。避免新生儿睡眠时间过长(超过 3 小时)。重视夜间喂奶,按需哺乳,能保证婴儿生长发育的需要,频繁有效的吸吮能刺激泌乳素分泌,加速产后子宫的复旧,并且预防乳胀。

Q: 奶量充足的指标有哪些?

喂奶时听到婴儿吞咽的声音。

母亲有下奶的感觉。

喂奶前乳房丰满,喂奶后乳房柔软。

24 小时使用尿布 6 个以上。

每日排多次软便或一次排多量软便。

两次喂奶之间,婴儿满足、安静。

婴儿体重监测每月增加 0.5 ~ 1 kg。

Q: 什么时候需要加奶?

婴儿体重下降超过出生体重的 10%。婴儿发生疾病或手术后恢复。婴儿具有特殊的解剖学或神经系统问题。任何能母乳喂养，但因医疗指征而需要加以补充的婴儿。

Q: 奶水不够怎么办？

勤吸吮是最有效的催奶办法。

如果吸吮力度不够，用好的吸乳器增加吸乳频率，促进乳汁分泌。

妈妈多休息，补充水分。

妈妈有喂养成功的自信心很重要。

选择适当的发奶食物。

用辅助哺乳系统将吸出的母乳喂给宝宝，或者尝试更换哺乳姿势。

Q: 乳房溢乳怎么办？

90% 的妈妈产后 2 个月内会发生溢乳，持续时间最长可达 6 个月。溢乳的母亲不用过度紧张。溢乳会增加乳头疼痛及乳房感染的风险，也对产假后是否继续母乳喂养的决定造成影响。

溢乳是可以通过一些方法来进行处理的。少量漏奶可以用可清洗的乳垫，经济实惠。漏奶量大时推荐使用一次性乳垫，便捷简单。哺乳时漏奶还可以使用溢乳收集罩，收集后的乳汁也可用来喂养宝宝，避免浪费。

同时需要注意，尽量避免母乳与衣物黏合，否则会容易引起细菌滋生，对宝宝健康不利。避免乳头长期潮湿，否则会容易增加乳头疼痛及感染的风险，应选择乳垫以保持清洁干燥。

Q: 乳头疼痛或者开裂怎么办？

衔乳姿势不正确会导致乳头皲裂、疼痛，需要纠正喂养姿势。喂奶时婴儿不应只含住乳头，应含住大部分乳晕，哺乳后将母乳涂在乳头上，有助于皲裂乳头的复原。不要用肥皂或酒精擦洗乳头。可以使用乳头保护罩，它能帮助妈妈继续哺乳，缓解哺乳时的疼痛，还可帮助解决衔乳困难的问题。如果乳头疼痛、开裂严重则暂停哺乳，用吸乳器吸乳，待伤口恢复后继续哺乳。

Q: 如何使用乳头保护罩？

乳头保护罩适用于嘴巴不断衔乳又从乳头滑脱的婴儿；乳头扁平或凹陷，婴儿无法衔乳的情况；未能在合理时间内衔乳，导致产妇和新生儿不断受挫折等情况。

使用前需要确保母亲有足够的母乳供应，一般在开奶前不用。

确保母亲了解使用乳头保护罩可能涉及的风险。

选择适当大小的超薄硅胶乳头保护罩。

检查婴儿含接乳头保护罩的情况。婴儿不能只接触乳头保护罩或只在奶嘴前端吸吮。

使用乳头保护罩时，将乳头保护罩几乎翻过来，将乳头置于乳头保护罩中央。

评估母乳喂养过程（评估乳汁流出，哺乳前后乳房状况，以确保乳房排空）。

每次乳头保护罩使用后，用冷水冲洗，温肥皂水清洗并漂洗干净。

在婴儿医疗记录（MR 420）上记录使用原因和效果。

每天评估哺乳和乳汁流出情况。使用 24 小时后给婴儿称重，确保哺乳的有效性。

Q: 什么是涨奶?

涨奶分为生理性涨奶和病理性涨奶两种情况。

生理性涨奶是自然分娩第 2 天或剖宫产第 3 天开始出现生理性乳胀。生理性乳胀是激素分泌使乳房血液和淋巴液供应增加引起的，乳房还没有那么多乳汁。有些妈妈感觉不到生理性乳胀并不意味着奶量少。

病理性涨奶是由乳汁淤积所致（乳汁排出不畅）。胸罩过紧或乳头保护罩不合身造成的乳腺导管阻塞也会导致乳汁排出不畅。病理性乳房肿胀的症状：乳房肿胀、坚硬、有触痛感，体温升高，妈妈可能出现发热不适。

Q: 如何挤奶?

挤奶是有效缓解涨奶的方法，必要时也可以使用吸奶器替代。

挤奶前需要彻底洗净双手，姿势坐或站均可，以自己感到舒适为准。刺激射乳反射，然后将容器靠近乳房，用拇指及示指向胸壁方向轻轻下压，不可压得太深，否则将引起乳腺导管阻塞。压力应作用在拇指及示指间乳晕下方的乳房组织上，也就是说，必须压在乳晕下方的乳窦上，反复一压一放。

本操作不应引起疼痛，否则说明操作方法不正确。依各个方向按照同样方法压乳晕，要做到乳房内每一个乳窦的乳汁都被挤出。挤奶时不要挤压乳头，因为压或挤乳头不会出奶。一侧乳房至少挤压 3 ~ 5 分钟，待乳汁少了，就可挤另一侧乳房，如此反复数次。

频率：每侧乳房挤压 3 ~ 5 分钟，每次挤奶 20 ~ 30 分钟。6 ~ 8 次 /24 小时。

Q: 如何储存和使用母乳？

母乳必须冷藏或冷冻。吸出的母乳应存放于经消毒的密封奶瓶或储奶袋中，乳汁吸出后马上放入冰箱或冰包冷藏。冷冻乳汁不能超过容器体积的 3/4，解冻后的乳汁不能再次冷冻。

母乳的保存时间如下（表 7-1）：25 ~ 37 ℃的条件下保存 4 小时，15 ~ 25 ℃的条件下保存 8 小时，15 ℃以下保存 24 小时，2 ~ 4 ℃可保存 48 小时；母乳不能保存在 37 ℃以上的环境中，冰箱冷藏室（4 ℃）3 ~ 5 天，冷冻室（–16 ℃）6 个月，深冻冰柜（–18℃）12 个月。

表 7-1　母乳存储时间

母乳	室温（不高于 26 ℃）	冷藏（不高于 4 ℃）	冰冻
新吸出的母乳，置于密闭容器中	6 ~ 8 小时	3 ~ 5 天 存放在冷藏室最里面温度最低的地方	冰箱冷冻柜 6 个月 深冻冰柜 12 个月
冷冻母乳移至冷藏，但未加热	不超过 4 小时（距下次哺喂）	冷藏 24 小时	解冻后母乳不能再次冰冻
热水解冻的母乳	哺喂（喝不完丢弃）	4 小时内（距下次哺喂）	不能再冰冻
喝剩的母乳	哺喂（喝不完便丢弃）	丢弃	丢弃

Q: 如何正确解冻和加热母乳？

最好的解冻方法：提前从冷冻室里取出并放在冷藏室里解冻，也可把乳汁放在室温条件下或 37 ℃的温水里解冻。解冻了的母乳可以在冰箱冷藏室里存放 10 小时。

Q: 妈妈上班了怎样进行母乳喂养？

（1）上班前准备好一些母乳的库存，上班时定时将乳汁吸出冷藏，给宝宝第二天吃。

（2）需要选择合适的吸乳器。手动吸乳器携带轻巧、不受场所限制，但使用费力。需选择电源和电池均可使用的电动吸乳器（双侧吸乳器），不但节省时间，还可帮助维持乳汁的分泌。

（3）上班的妈妈吸奶时间一般是上午、中午、下午各一次，上午、下午每次 15 分钟，中午一次 30 分钟；或者中午、下午各一次，每次 30 分钟。

（4）当然也可以准备一些奶粉，母乳不够时避免宝宝饥饿。

参考文献

［1］妊娠期阻塞性睡眠呼吸暂停低通气综合征临床诊治专家共识写作组.妊娠期阻塞性睡眠呼吸暂停低通气综合征临床诊治专家共识(草案).中国呼吸与危重监护杂志,2018,17(5):439-444.

［2］中华医学会妇产科学分会妊娠期高血压疾病学组.妊娠期高血压疾病诊治指南(2020).中华妇产科杂志2020,55(04):227-238.

［3］中华医学会内分泌学分会,中华中医药学会糖尿病分会,中国医师协会外科医师分会肥胖和糖尿病外科医师委员会,等.基于临床的肥胖症多学科诊疗共识(2021年版).中华内分泌代谢杂志,2021,37(11):959-972.

［4］中华医学会妇产科学分会产科学组.妊娠期高血糖诊治指南(2022)［第一部分].中华妇产科杂志,202257(1):3-12.

［5］中华医学会妇产科学分会产科学组.妊娠期高血糖诊治指南(2022)［第二部分].中华妇产科杂志,202257(2):81-90.

［6］中华医学会妇产科学分会产科学组.产后出血预防与处理指南(2023).中华妇产科杂志,2023,58(6):401-409.

［7］王永剑,齐伟静,王翼鹏,等.产后抑郁预测模型的分类与比较.中国全科医学,2022,25（24）:3036-3042.

［8］PITT B. "Atypical" depression following childbirth.Br J Psychiatry,1968,114（516）:1325-1335.

［9］COOPER J. Diagnostic and Statistical Manual of Mental Disorders（4th edn, text revision ）（DSM－Ⅳ－TR）. Br J Psychiatry, 2001，179（1）: 85.https://xueshu.baidu.com/usercenter/paper/show?paperid=ea4071d854b8d 54fe671cf2089339c0b&site=xueshu_se.DOI:10.1192/bjp.179.1.85-a.

［10］ 汤月芬, 王立伟, 施慎逊 . 产后抑郁症生物学病因及评估的研究进展 . 中华精神科杂志,2005,38（2）:126-128.

［11］ 刘嫣, 齐伟静, 胡洁 . 人际心理疗法对产后抑郁的治疗效果 . 解放军 护理杂志,2018,35（14）:27-30.

［12］ 李玉红 . 产后抑郁危险因素筛查及国内外干预研究述评 . 中国全科医 学,2020,23（3）:266-271.

［13］ 马琳, 郭丽 . 产后抑郁社会心理影响因素研究现状 . 中国实用妇科与 产科杂志,2007,23（3）:233-235.

［14］ XIONG J, FANG Q ,CHEN J,et al.States Transitions Inference of Postpartum Depression Based on Multi-State Markov Model.Int J Environ Res Public Health, 2021 ,18（14）:7449.

［15］ 谭佳依, 祝雪花, 陈英 . 产后抑郁症病人真实心理体验质性研究的 Meta 整合 . 全科护理,2022,20（16）:2175-2178.

［16］ O'HARA M W , MCCABE J E.Postpartum depression: current status and future directions.Annu Rev Clin Psychol, 2013,9:379-407.

［17］ 刘嫣, 齐伟静, 赵丽霞, 等 . 产后抑郁女性心理体验的质性研究 . 中国 全科医学,2019,22（24）:2949-2954.

［18］ 戴钟英 . 抑郁症和产后抑郁症 . 中国实用妇科与产科杂志,2009,25 （8）:563-567.

［19］ AIKEN C. Can Diet Treat Depression? Psychiatric Times. September 15, 2017.

［20］ FAZELIAN S, SADEGHI E, FIROUZI S,et al. Adherence to the vegetarian diet may increase the risk of depression: a systematic review and meta-analysis of observational studies. Nutr Rev, 2022,80（2）:242-254. doi:10.1093/nutrit/nuab013.

［21］ 李凌江，马辛 . 中国抑郁障碍防治指南 . 北京 : 中华医学电子音像出版社 ,2015.

［22］ PAPAKOSTAS G I，CULPEPPER L. Understanding and managing Cognition in the Depressed Patient. J Clin Psychiatry，2015，76（4）:418-425. doi: 10.4088/JCP.13086ah1c.

［23］ BLUMBERG M J, VACCARINO S R, MCINERNEY S J. Procognitive effects of antidepressants and other therapeutic agents in major depressive disorder: a systematic review. J Clin Psychiatry，2020，81（4）:19r13200.

［24］ TAYLOR D, PATON C, KAPUR S. Maudsley 精神科处方指南 . 司天梅，译 . 12 版 . 北京 : 人民卫生出版社 ,2017.

［25］ FISHER S D, WISNER K L，CLARK C T，et al .Factors associated with onset timing，symptoms，and severity of depression identified in the postpartum period .J Affect Disord，2016，203：111-120 .

［26］ MERRITT D F.Hyperprolactinemia and depression.JAMA,1991,266（14）:2004.

［27］ 何英琳 . 产前焦虑对产妇激素水平与母乳喂养的影响 . 中国热带医学，2007, 7（9）: 1598-1599.

［28］ CHEN M H, PAN T L，BAI Y M,et al.Postpartum Depression and Psychosis and Subsequent Severe Mental Illnesses in Mothers and Neurodevelopmental Disorders in Children: A Nationwide Study.J Clin Psychiatry, 2021,82（4）:20m13735. doi: 10.4088/JCP.20m13735.

［29］ PEARLSTEIN T, HOWARD M,SALISBURY A,et al.Postpartum depression. Am J Obstet Gynecol，2009，200（4）:357-364.